あなたの
笑顔がうれしい

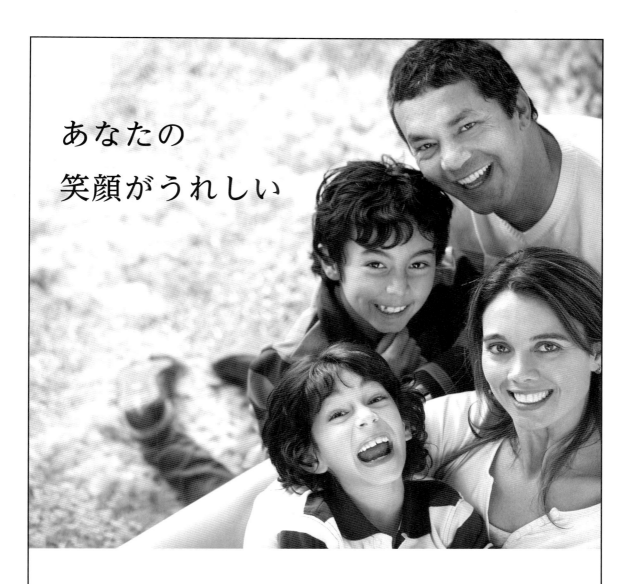

抗がん剤の研究開発に取り組んで半世紀

世界のがん治療に貢献したい

これからも

いつもを、いつまでも。　 大鵬薬品

https://www.taiho.co.jp

臨床腫瘍プラクティス

Vol. 14 No. 1 2018

The Practice of Medical Oncology

特集　免疫チェックポイント阻害薬によるがん治療

1．免疫チェックポイント阻害薬―その種類と適応，使い方……………………下平秀樹　5

2．免疫チェックポイント阻害薬を用いた治療が可能な施設の必要条件は？………鈴木一広　15

3．免疫チェックポイント阻害薬と個別化医療……………………武川直樹・川上尚人　21

4．免疫チェックポイント阻害薬に期待できる治療効果は？
　　どこまで待てば効果がみえてくるのか？……………………河　良崇・里内美弥子　27

5．免疫チェックポイント阻害薬は，いつ使うのがベストか？…………寺岡俊輔・赤松弘朗　35

6．免疫チェックポイント阻害薬単剤療法と併用療法―その効果…………水上拓郎・中島貴子　40

7．その症状は，がん免疫治療に特有の有害事象（irAE）か？　具体的にどう対応するか？
　　………………………………………………………………………………田村孝雄　50

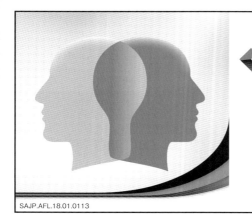

目　次

●Hot Lecture
がん予防のこれから………………………………………中路重之・福井真司ほか　61

連　載

●放射線治療のいま―各がん腫におけるエビデンスと標準治療（15）
　放射線治療の慢性期合併症への対応………………………………………岡嶋　馨　65
●トピックス（49）
　ESMO2017報告…………………………………………………………………坂井大介　72

研修医からの質問　Q&A
- ●切除不能局所進行膵がんの一次治療，FOLFIRINOX？　GEM＋nabPAC？　それとも化学放射線療法？……………………………………………………………………上野　誠　74
- ●肝転移を有する大腸がんの一次治療，Conversion Therapy を狙うなら？
　………………………………………………………………………鈴木　健・浜本康夫　74
- ●胃がんへの SP（XP）療法，CDDP の総投与量の限界は？…………………山口和也　75

資料・腫瘍関連学会開催日程……………………………………………………………13
抗がん薬略号早見表………………………………………………………………………76

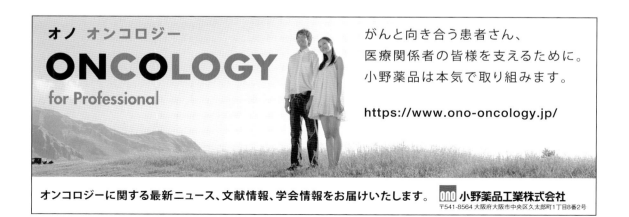

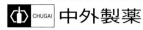

すべての革新は患者さんのために

中外製薬

Roche ロシュ グループ

がんに立ち向かう患者さんに
希望をお届けするのも、私たちの仕事です。

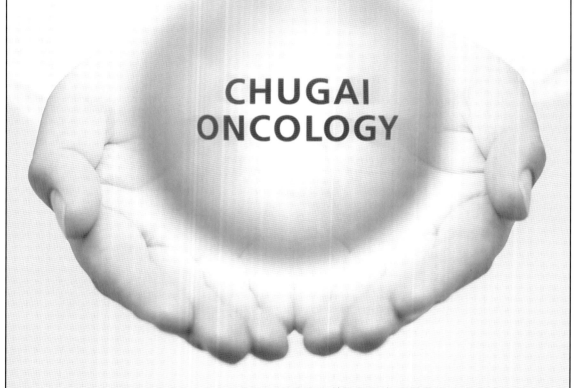

ONCOLOGY（オンコロジー）は、腫瘍学・がん研究を表す言葉です。

すべては、患者さんが希望をもってがんに立ち向かえるがん医療の実現のために。
私たち中外製薬は、革新的な医薬品の研究開発・生産・情報提供はもとより、
患者さんやご家族、医療関係者に向けたセミナーの開催、最新がん医療の紹介
など、さまざまな支援活動を行っています。

がん医療の最前線で、ともに。中外オンコロジー

[がん情報ガイド] [検索] http://gan-guide.jp

at the Front Line
CHUGAI ONCOLOGY

特集　免疫チェックポイント阻害薬によるがん治療

1. 免疫チェックポイント阻害薬
—その種類と適応，使い方

下平秀樹[*]

*東北医科薬科大学医学部腫瘍内科学教室教授

View Points !

▶現時点で本邦で使用可能な免疫チェックポイント阻害薬は，抗 PD-1 抗体，抗 PD-L1 抗体，抗 CTLA-4 抗体である。

▶免疫チェックポイント阻害薬は，多くのがん腫においてエビデンスが蓄積されている。

▶現在，本邦で免疫チェックポイント阻害薬を使用できる疾患と適応に関して要約する。

■ 免疫チェックポイント機構とは (表 1)

- T 細胞の活性化には促進系と抑制系が存在し，その調節で免疫反応と免疫寛容が調節されている。ナイーブ T 細胞の活性化には，抗原提示による刺激とともに T 細胞表面に存在する CD28 に CD80(B7-1)，CD86 (B7-2) などのリガンドが結合することによる共刺激が必要である。

- CD28 と競合的に CTLA-4 が CD80/CD86 に結合すると抑制シグナルとなり，T 細胞の活性化が抑制される[1]。

- PD-1 は CD28 ファミリーに属し，PD-L1 (B7-H1)，PD-L2 (B7-DC) と結合し，T 細胞の活性化を抑制する。CTLA-4 はリンパ節でのプライミング相の制御，PD-1/PD-L1 は末梢でのエフェクター相の制御に関わるとされている。

- PD-1 抗体は PD-1 と PD-L1，PD-L2 の結合をともに阻害する。一方，PD-L1 抗体は PD-1 と PD-L2 の結合を阻害することはできないが，PD-1 と CD80 の結合を阻害できる。したがって，理論的には何らかの作用機序の違いが予測されるが，今のところ，有効性や安全性など臨床的アウトカムに明らかな違いは指摘されていない。

■ PD-1 抗体薬

1. ニボルマブ

- 抗 PD-1 抗体であるニボルマブは多くのがん腫に対して有効性が証明され，すでに広く臨床の現場で使用されている。

- 本邦では，悪性黒色腫，非小細胞肺癌，腎細胞がん，非ホジキンリンパ腫，頭頸部がん，胃がんに対して保険収載されている (2017年11月現在)。米国 FDA はその他に尿路上皮がんにも承認している。

1) 悪性黒色腫

- 第 III 相試験である CheckMate 066試験では，*BRAF* 野生型の未治療進行悪性黒色腫を対象とし，ダカルバジン (DTIC) とニボルマブの有効性・安全性が比較された。

- 主要評価項目である全生存期間 (OS) の

表1　各疾患における免疫チェックポイント阻害薬のエビデンス

薬　　　剤	疾　　　患	試　　　験	相	line	アーム
ニボルマブ（抗 PD-1 抗体）完全ヒト型 IgG4	悪性黒色腫	CheckMate 066	PIII	1st	Nivolumab
					DTIC
		CheckMate 037	PIII	2nd	Nivolumab
					化学療法
		CheckMate 067	PIII	1st	Nivolumab＋Ipilimumab
					Nivolumab
					Ipilimumab
		CheckMate 238	PIII	adj.	Nivolumab
					Ipilimumab
	非小細胞肺癌	CheckMate 017	PIII	2nd	Nivolumab
					DOC
		CheckMate 057	PIII	2nd	Nivolumab
					DOC
		CheckMate 026	PIII	1st	Nivolumab
					化学療法
	腎細胞がん	CheckMate 025	PIII	2nd	Nivolumab
					Everolimus
	ホジキンリンパ腫	CheckMate 205	PII	再発	Nivolumab
	頭頸部がん	CheckMate 141	PIII	2nd	Nivolumab
					化学療法
	胃がん	ATTRACTION 2	PIII	3rd	Nivolumab
					placebo
ペムブロリズマブ（抗 PD-1 抗体）ヒト化 IgG4	悪性黒色腫	KEYNOTE-006	PIII	2nd	Pembrolizumab 2w
					Pembrolizumab 3w
					Ipilimumab
	非小細胞肺癌	KEYNOTE-010（ALL）	PII/III	2nd	Pembrolizumab　2 mg
					Pembrolizumab 10mg
					DOC
		KEYNOTE-010（PD-L1≧50％）	PII/III	2nd	Pembrolizumab　2 mg
					Pembrolizumab 10mg
					DOC
		KEYNOTE-024	PIII	1st	Pembrolizumab
					化学療法
	ホジキンリンパ腫	KEYNOTE-087	PII	再発	Pembrolizumab
アベルマブ（抗 PD-L1 抗体）完全ヒト型 IgG1	メルケル細胞がん	JAVELIN Merkel 200	PII	2nd	Avelumab
イピリムマブ（抗 CTLA-4 抗体）完全ヒト型 IgG1	悪性黒色腫	MDX010-20	PIII	2nd	Ipilimumab＋gp100
					Ipilimumab
					gp100
		CA184-024	PIII	1st	Ipilimumab＋DTIC
					DTIC

N	RR (%)		PFS (M)		OS (M)	
210	40	OR 4.06 P<0.001	5.1	HR 0.43 P<0.001	NR	HR 0.42 P<0.001
208	14		2.2		10.8	
272	27		3.1	HR 1.0	16.4	HR 0.81
133	10		3.7		11.8	
314	58	OR 6.46	11.5	HR 0.43	n. r.	HR 0.55
316	44	3.57	6.9	0.55	37.6	0.65
315	19		2.9		19.9	
453	—	—	70.50%	HR 0.65 P<0.001	—	—
453	—	—	60.80%		—	—
135	20	OR 2.6 P=0.008	3.5	HR 0.62 P<0.001	9.2	HR 0.59 P<0.001
137	9		2.8		6.0	
292	19	OR 1.7 P=0.02	2.3	HR 0.92 P=0.39	12.2	HR 0.73 P=0.002
290	12		4.2		9.4	
271	26	OR 0.70	4.2	HR 1.15 P=0.25	14.4	HR 1.02
270	33		5.9		13.2	
410	25	OR 5.98 P<0.001	4.6	HR 0.88 P=0.11	25.0	HR 0.73 P=0.0018
411	5		4.4		19.6	
80	67.5	—	14.8	—	—	—
240	13.3	OR 2.49	2	HR 0.89 P=0.32	7.5	HR 0.70 P=0.01
121	5.8		2.3		5.1	
330	11.2	—	1.61	HR 0.60 P<0.0001	5.26	HR 0.63 P<0.0001
163	0		1.45		4.14	
279	33.7	P <0.001	5.5	HR 0.58	74.1%	HR 0.63
277	32.9	<0.001	4.1	0.58	68.4%	0.69
278	11.9		2.8		58.2%	
345	18.0	P 0.0005	3.9	HR 0.88	10.4	HR 0.71
346	18.0	0.0002	4.0	0.79	12.7	0.61
343	9.0		4.0		8.5	
139	30.2	P <0.0001	5.0	HR 0.59	14.9	HR 0.54
151	29.1	<0.0001	5.2	0.59	17.3	0.50
152	9.0		4.1		8.2	
154	44.8	—	10.3	HR 0.50 P<0.001	80.2%	HR 0.60 P=0.005
151	27.8		6.0		72.4%	
210	69.0	—	—	—	—	—
88	31.8	—	—	—	—	—
403	5.7	P 0.04	2.76	HR 0.54	10.0	HR 0.54
137	10.9	0.001	2.86	0.50	10.1	0.50
136	1.5		2.76		6.4	
250	15.2	P=0.09	—	HR=0.76 P=0.0006	11.2	HR 0.72 P<0.001
252	10.3		—		9.1	

中央値は，ニボルマブでは未達であったが，DTIC（10.8ヵ月）に対して明らかな延長が認められた（ハザード比［HR］0.42，P＝0.0001）[2]。

- CheckMate 067試験は未治療の進行悪性黒色腫を対象とし，イピリムマブ単剤に対するニボルマブ＋イピリムマブ併用とニボルマブ単剤の3群を比較した第Ⅲ相試験である[3]。

- 無増悪生存期間（PFS）とOSがともに主要評価項目であった。PFS中央値はイピリムマブの2.9ヵ月に対し，ニボルマブ＋イピリムマブの併用が11.5ヵ月（HR 0.42，P＜0.001），ニボルマブが6.9ヵ月（HR 0.55，P＜0.001）であった。OS中央値においてもイピリムマブの19.9ヵ月に対し，ニボルマブ＋イピリムマブ併用は未達（HR 0.55，P＜0.001），ニボルマブが37.6ヵ月（HR 0.65，P＜0.001）であり，ニボルマブ単剤，ニボルマブ＋イピリムマブの優越性が示された。

- PD-L1陽性例では，ニボルマブ＋イピリムマブ併用群もニボルマブ単剤群もPFSがともに14.0ヵ月であり差がなかったが，PD-L1陰性例ではニボルマブとイピリムマブの併用群では11.2ヵ月，ニボルマブ単剤群で5.3ヵ月と差が顕著であった。

- グレード3以上の有害事象はイピリムマブ単剤群の27.3%に対し，ニボルマブ単剤で16.3%，ニボルマブ＋イピリムマブ併用群で55.0%であり，併用群では有害事象の増強がみられた。サブグループ解析では*BRAF*変異例で3年生存率がニボルマブとイピリムマブの併用群，ニボルマブ単剤群，イピリムマブ単剤群でそれぞれ68%，56%，37%であり，*BRAF*野生型例では3年生存率がニボルマブ＋イピリムマブ併用群，ニボルマブ単剤群，イピリムマブ単剤群でそれぞれ53%，50%，32%であった。

- したがって，*BRAF*変異に関わらず，イピリムマブ単剤よりはニボルマブを含む群の治療成績が良好であることが示されたが，併用療法の上乗せ効果は*BRAF*変異例においてより顕著である傾向が認められた。

- CheckMate 238試験は，Stage ⅢまたはⅣの悪性黒色腫の術後補助化学療法として，ニボルマブとイピリムマブ単剤における無再発生存期間を比較した第Ⅲ相試験である[4]。12ヵ月後の無再発率はニボルマブにおいて70.5%，イピリムマブにおいて60.8%であり，有意にニボルマブ群の成績が良好であった（HR 0.65，P＜0.001）。本試験により抗PD-1抗体薬は術後補助療法においても有効であることが示された。

2）非小細胞肺癌

- CheckMate 017試験はプラチナを含む治療に不応となった転移性扁平上皮非小細胞肺癌を対象とし，二次治療でのニボルマブとドセタキセル（DOC）を比較した第Ⅲ相無作為化試験である[5]。PD-L1発現陰性（1%未満）の患者の3年生存率は，13%（54例中7例）であり，PD-L1発現陽性（1%以上）の患者では14%（63例中9例）であり，PD-L1の発現に関わらず有効性が示された。

- CheckMate 057試験は治療歴のある非扁平上皮非小細胞肺癌を対象とし，ニボルマブとDOCを比較した第Ⅲ相試験である[6]。PD-L1発現陰性の患者の3年生存率は，11%（108例中11例）で，PD-L1発現陽性の患者では26%（123例中29例）であった。PD-L1発現の高い場合により有効性が高い傾向があるが，いずれの群でも有効性が示された。

- この試験ではPFS中央値はニボルマブ群で2.3ヵ月，DOC群で4.2ヵ月と有意差が得られなかった（HR 0.92，P＝0.39）。しかし，無増悪生存曲線は残り25%のあたり

からクロスしてニボルマブ群が上になっており，一部の症例に著効し効果が持続することが示唆された。

- CheckMate 026試験は進行非小細胞肺癌を対象とし，一次治療におけるニボルマブ単剤と主治医選択の化学療法とを比較した第Ⅲ相試験である[7]。PD-L1発現陽性であることが登録条件に入っており，主要評価項目はPD-L1発現が5％以上の患者におけるPFSとされた。PFS中央値はニボルマブ群で4.2ヵ月，化学療法群で5.9ヵ月であり，ニボルマブの優越性は示されなかった。OS中央値もニボルマブ群で14.4ヵ月，化学療法群で13.2ヵ月であり有意差は得られなかった（HR 1.02）。

- 現在，非小細胞肺癌の一次治療におけるニボルマブ単剤，ニボルマブ＋イピリムマブ，ニボルマブ＋化学療法を比較する第Ⅲ相試験 CheckMate 227試験が進行中である。

3）進行腎細胞がん

- 第Ⅲ相試験である CheckMate 025試験では，血管新生阻害薬に不応・不耐となった進行期腎明細胞癌患者を対象とし，mTOR阻害薬であるエベロリムスとニボルマブが比較された[8]。主要評価項目であるOSの中央値は，ニボルマブ群で25ヵ月，エベロリムス群で19.6ヵ月（HR 0.73，P＝0.0018）と，ニボルマブの優越性が示された。また CheckMate 025試験では，患者の生活の質（QOL）も評価され，投与期間全体を通じて，エベロリムス群と比較してニボルマブ群が生存期間とQOLを改善した。

- 現在，進行腎細胞がんの中〜高リスク患者を対象に，ニボルマブとイピリムマブの併用をスニチニブと比較した CheckMate 214試験が行われている。

4）非ホジキンリンパ腫

- 第Ⅰ相試験の CheckMate 039試験および第Ⅱ相試験の CheckMate 205試験が行われた。この2試験の結果により，ニボルマブが自家造血幹細胞移植（AHSCT）および移植後のブレンツキシマブ ベドチン（BV）による治療に不応となった古典的ホジキンリンパ腫の治療薬として米国においてFDAの承認を得た。本邦でも第Ⅱ相試験 ONO-4538-15試験が行われ保険収載されている。

- CheckMate 205試験によれば，上記治療後に再発または進行した古典的非ホジキンリンパ腫80例に対する奏効率は66.3％であり，事前に設定された閾値奏効率20％を大きく上回った。奏効期間中央値は9.1ヵ月と良好な成績であった[9]。

5）頭頸部がん

- プラチナ不応の頭頸部がんを対象とした第Ⅲ相試験である CheckMate 141試験により，ニボルマブと主治医選択の化学療法が比較された[10]。術後補助，術前補助，原発（切除不能な局所進行）または転移の段階で，プラチナ製剤による治療後6ヵ月以内に腫瘍が進行した再発または転移性頭頸部扁平上皮癌患者が対象となり，HPV感染やPD-L1発現レベルに関わらず登録された。

- 主要評価項目であるOSの中央値はニボルマブ群で7.5ヵ月，主治医選択の化学療法群で5.1ヵ月（HR 0.70，P＝0.0101）とニボルマブにより有意な延長が示された。

6）胃がん

- ATTRACTION-2試験は2レジメン以上の化学療法に不応・不耐の進行胃がん，食道胃接合部がんを対象とし，ニボルマブとプラセボを比較する第Ⅲ相試験である[11]。

- 主要評価項目であるOSの中央値はニボルマブ群で5.26ヵ月，主治医選択の化学療法群で4.14ヵ月（HR 0.63，P＜0.0001）とニボルマブにより有意な延長が示された。

2．ペムブロリズマブ

- ペムブロリズマブが本邦で保険収載されているのは，悪性黒色腫，PD-L1 陽性非小細胞肺癌，古典的ホジキンリンパ腫である。
- 米国 FDA ではその他に頭頸部がん，マイクロサテライト高度不安定性の固形がんに承認されている。

1）悪性黒色腫

- 第Ⅲ相試験の KEYNOTE-006試験においては1レジメンの治療後の悪性黒色腫患者におけるペムブロリズマブ10mg/kg 2週毎，3週毎とイピリムマブ3mg/kg 3週毎4回投与が比較された。6ヵ月無増悪生存率はイピリムマブ26.5％に対してペムブロリズマブ2週毎47.3％（HR 0.58），3週毎46.4％（HR 0.58）であり，1年生存率もイピリムマブ58％に対してペムブロリズマブ2週毎74％（HR 0.63），3週毎68％（HR 0.69）といずれにおいてもペムブロリズマブ群が有意に良好であった[12]。
- この試験は2回の中間解析により，ペムブロリズマブ群における明らかな生存期間の延長があったため早期中止となり，イピリムマブ群にペムブロリズマブへのクロスオーバーが推奨された。
- ペムブロリズマブの主たる有害事象は，倦怠感，下痢，内分泌障害，皮疹，搔痒感などであり，イピリムマブよりも軽度であった。2週間毎投与と3週間毎投与の間や10mg/kg と2mg/kg の間に明らかな差を認めなかったために，2mg/kg 3週毎の投与が承認された。

2）非小細胞肺癌

- 既治療の非小細胞肺癌を対象とした第Ⅱ/Ⅲ相試験である KEYNOTE-010試験において，PD-L1 の発現陽性（Tumor Proportion Score；TPS≧1％）の患者に限定し，ペムブロリズマブ2mg/kg および10mg/kg，DOC75mg/m^2の3群が比較された[13]。全患者あるいは PD-L1 高発現（TPS≧50％）の患者に対する OS および PFS が主要評価項目とされた。
- 全患者においては，OS 中央値は DOC の8.5ヵ月に対して，ペムブロリズマブ2mg/kg で10.4ヵ月（HR 0.71，P＝0.0008）および10mg/kg で12.7ヵ月（HR 0.61，P＜0.0001）と有意な延長を認めた。PFS 中央値は DOC の4.0ヵ月に対して，ペムブロリズマブ2mg/kg で3.9ヵ月（HR 0.88，P＝0.07）および10mg/kg で4.0ヵ月（HR 0.79，P＝0.004）と有意差がなかった。
- PD-L1 高発現に限定した場合は，OS 中央値は DOC の8.2ヵ月に対して，ペムブロリズマブ2mg/kg で14.9ヵ月（HR 0.54，P＝0.00024）および10mg/kg で17.3ヵ月（HR 0.50，P＜0.0001）と差が拡大することが示された。PFS 中央値は DOC の4.1ヵ月に対して，ペムブロリズマブ2mg/kg で5.0ヵ月（HR 0.59，P＝0.0001）および10mg/kg で5.2ヵ月（HR 0.59，P＜0.0001）と有意な延長を認めた。
- KEYNOTE-024試験は化学療法未治療の *EGFR* 遺伝子変異陰性，*ALK* 融合遺伝子陰性，PD-L1 高発現（TPS≧50％）の進行非小細胞肺癌に対するペムブロリズマブと主治医選択のプラチナ製剤を含む化学療法を比較した第Ⅲ試験である[14]。主要評価項目である PFS の中央値は化学療法群で6.0ヵ月に対し，ペムブロリズマブで10.3ヵ月（HR 0.50，P＜0.001）と有意に延長した。

3）ホジキンリンパ腫

- KEYNOTE-087試験は古典的ホジキンリンパ腫の3つのコホートに対してペムブロリズマブの有効性・安全性を検討した第Ⅱ相試験である[15]。

表2 免疫チェックポイント阻害薬の使用法

疾　患	薬　剤	ラ　イ　ン	用量など
悪性黒色腫	ニボルマブ	一次治療，二次治療	一次治療では 3 mg/kg Q2W, 二次治療では 3 mg/kg Q2W または 2 mg/kg Q3W
	イピリムマブ	一次治療，二次治療	3 mg/kg Q3W　4 回
	ペムブロリズマブ	一次治療	2 mg/kg Q3W
非小細胞肺癌	ニボルマブ	二次治療	3 mg/kg Q2W
	ペムブロリズマブ	一次治療 PD-L1 陽性 （TPS≧ 1 %） 二次治療 PD-L1 高発現 （TPS≧50%）	2 mg/kg Q3W TPS；PD-L1 IHC 22C3 pharmDx 「ダコ」で評価
頭頸部がん	ニボルマブ	二次治療（プラチナ製剤使用後）	3 mg/kg Q2W
腎細胞がん	ニボルマブ	二次治療	3 mg/kg Q2W
ホジキンリンパ腫	ニボルマブ	再発・難治性	3 mg/kg Q2W
	ペムブロリズマブ	再発・難治性	200mg/回 Q3W
胃がん	ニボルマブ	三次治療	3 mg/kg Q2W
メルケル細胞がん	アベルマブ	一次治療，二次治療	10mg/kg Q2W

Q2W：2 週毎，Q3W：3 週毎，TPS：Tumor Proportion Score

- 3 つのコホートとは①自家造血幹細胞移植（AHSCT）後に BV による治療を受けた患者，②AHSCT 非適応であり BV による治療を受けた患者，③AHSCT 後に BV による治療を受けていない患者であり，それぞれ奏効率は73.9%，64.2%，70.0%，全体の奏効率は69.0%であり，事前に設定された閾値奏効率20%を大きく上回った。

PD-L1 抗体薬

- 抗 PD-L1 抗体としては現在アベルマブ，アテゾリズマブ，durvalumab の 3 剤のエビデンスが蓄積されている。
- 本邦で唯一保険収載されているのが，メルケル細胞癌に対するアベルマブである。米国 FDA はその他に，アベルマブを尿路上皮がんに，アテゾリズマブ（2018年 1 月，本邦でも製造承認）を尿路上皮がんおよび非小細胞肺癌に，durvalumab を尿路上皮

がんにそれぞれ承認している。
- JAVELIN Merkel 200試験は Stage Ⅳ の化学療法不応メルケル細胞がんを対象とし，奏効率を主要評価項目とする第Ⅱ相試験である。PD-L1 の発現レベルやポリオーマウイルスの感染に関わらず登録された。奏効率は31.8%，完全奏効は 9 %であった[16]。

CTLA-4 抗体薬

- 第Ⅲ相試験 MDX010-20において既治療歴のある悪性黒色腫患者に対してイピリムマブ単剤，gp-100ペプチド単剤，両者の併用群が試された[17]。この試験において，イピリムマブを含む両群が gp-100群に比較して，有意に OS を延長した（10ヵ月対6.4ヵ月，HR 0.68，P＜0.001）。初回治療の第Ⅲ相試験 CA184-024では転移のある悪性黒色腫患者502例に対して DTIC＋イピリムマブ併用および DTIC の比較がなされ

た。

- 奏効率は20％以下であったが，DTIC＋イピリムマブ併用群ではOSの明らかな延長が認められた（中央値11.2ヵ月対9.1ヵ月）。これまでの一連の臨床試験において，免疫関連有害事象（IrAE）は64％程度の患者に生じ，そのうちでグレード3，4は20～30％であった。頻度の高い有害事象は腸炎，皮膚炎，肝炎，倦怠感，甲状腺異常などであり，発現時期は限られていた。

- 最近の蓄積データの解析では，イピリムマブ治療によるOSは11.4ヵ月，3年生存率は22％とされている。長期フォローにより，生存曲線は3年目あたりから平坦となり，10年まで延長する場合もあることが分かった[18]。

- イピリムマブはステージⅢのハイリスク黒色腫における術後補助療法でも第Ⅲ相試験が行われている。951例の患者が登録され，十分なリンパ郭清後にイピリムマブ 10mg/kg あるいはプラセボを，3週ごと4回施行後，3ヵ月ごとの維持療法を3年まで行う設定であり，無再発生存期間はイピリムマブ投与により有意に延長された（26.1ヵ月対17.1ヵ月，HR＝0.75，P＝0.0013）[3]。

■ 免疫チェックポイント阻害薬の使い方

- それぞれのエビデンスから，免疫チェックポイント阻害薬の適応疾患，使用時期（ライン），用量が決まっている（表2）。

- 注意が必要なのは非小細胞肺癌であり，ニボルマブは二次治療でのエビデンスしかないが，PD-L1の発現に関わらず使用が可能である。

- ペムブロリズマブは一次治療ではPD-L1の発現が検出される場合（1％以上）でよいが，二次治療で用いるときはPD-L1の高発現（50％以上）が条件となることであ

る。

- イピリムマブは単剤での使用よりも抗PD-1抗体薬との併用による効果増強が期待されている。

- アベルマブはメルケル細胞がんに現時点で唯一使用できる薬剤である。

文　献

1）Perez-Gracia JL et al：Orchestrating immune check-point blockade for cancer immunotherapy in combinations. Curr Opin Immunol **27**：89−97（2014）

2）Robert C et al：Nivolumab in previously untreated melanoma without BRAF mutation. N Engl J Med **372**：320−330（2015）

3）Wolchok JD et al：Overall Survival with Combined Nivolumab and Ipilimumab in Advanced Melanoma. N Engl J Med **377**：1345−1356（2017）

4）Weber J et al：Adjuvant Nivolumab versus Ipilimumab in Resected Stage Ⅲ or Ⅳ Melanoma. N Engl J Med **377**：1824−1835（2017）

5）Brahmer J et al：Nivolumab versus Docetaxel in Advanced Squamous-Cell Non-Small-Cell Lung Cancer. N Engl J Med **373**：123−135（2015）

6）Borghaei H et al：Nivolumab versus Docetaxel in Advanced Nonsquamous Non-Small-Cell Lung Cancer. N Engl J Med **373**：1627−1639（2015）

7）Carbone DP et al：First-Line Nivolumab in Stage Ⅳ or Recurrent Non-Small-Cell Lung Cancer. N Engl J Med **376**：2415−2426（2017）

8）Motzer RJ et al：Nivolumab versus Everolimus in Advanced Renal-Cell Carcinoma. N Engl J Med **373**：1803−1813（2015）

9）Younes A et al：Nivolumab for classical Hodgkin's lymphoma after failure of both autologous stem-cell transplantation and brentuximab vedotin：a multicentre, multicohort, single-arm phase 2 trial. The Lancet Oncology

17：1283－1294（2016）

10) Ferris RL et al：Nivolumab for Recurrent Squamous-Cell Carcinoma of the Head and Neck. N Engl J Med 375：1856－1867（2016）

11) Kang Y-K et al：Nivolumab in patients with advanced gastric or gastro-oesophageal junction cancer refractory to, or intolerant of, at least two previous chemotherapy regimens（ONO-4538-12, ATTRACTION-2）: a randomised, double-blind, placebo-controlled, phase 3 trial. The Lancet 390：2461-2471（2017）

12) Robert C et al：Pembrolizumab versus Ipilimumab in Advanced Melanoma. N Engl J Med 372：2521－2532（2015）

13) Herbst RS et al：Pembrolizumab versus docetaxel for previously treated, PD-L1-positive, advanced non-small-cell lung cancer（KEYNOTE-010）: a randomised controlled trial. The Lancet 387：1540－1550（2016）

14) Reck M et al：Pembrolizumab versus Chemotherapy for PD-L1-Positive Non-Small-Cell Lung Cancer. N Engl J Med 375：1823－1833（2016）

15) Chen R：Phase Ⅱ Study of the Efficacy and Safety of Pembrolizumab for Relapsed/Refractory Classic Hodgkin Lymphoma. J Clin Oncol 35：2125－2132（2017）

16) Kaufman HL et al：Avelumab in patients with chemotherapy-refractory metastatic Merkel cell carcinoma : a multicentre, single-group, open-label, phase 2 trial. The Lancet Oncology 17：1374－1385（2016）

17) Hodi FS et al：Improved survival with ipilimumab in patients with metastatic melanoma. N Engl J Med 363：711－723（2010）

18) Robert C et al：Ipilimumab plus dacarbazine for previously untreated metastatic melanoma. N Engl J Med 364：2517－2526（2011）

資料・腫瘍関連学会開催日程（2018年2月10日～5月30日）

◆第90回日本胃癌学会総会
- ・日時：2018年3月7日（水）～9日（金）
- ・会場：パシフィコ横浜（横浜市）
- ・会長：片井　均（国立がん研究センター中央病院副院長／胃外科科長）

◆第104回日本消化器病学会総会
- ・日時：2018年4月19日（木）～21日（土）
- ・会場：京王プラザホテル（東京都）
- ・会長：小池和彦（東京大学大学院医学系研究科消化器内科学教授）

◆第105回日本泌尿器科学会総会
- ・日時：2018年4月19日（木）～22日（日）
- ・会場：国立京都国際会館（京都市）ほか
- ・会長：小川　修（京都大学医学研究科　泌尿器科学教室教授）

◆第70回日本産科婦人科学会学術講演会
- ・日時：2018年5月10日（木）～13日（日）
- ・会場：仙台国際センター（仙台市）ほか
- ・会長：八重樫伸生（東北大学医学部産科学婦人科学教室教授）

◆第43回日本骨髄腫学会学術集会
- ・日時：2018年5月12日（土）～13日（日）
- ・会場：東京ベイ幕張ホール（千葉市）
- ・会長：中世古知昭（国際医療福祉大学医学部血液内科学主任教授）

◆第26回日本乳癌学会学術総会
- ・日時：2018年5月16日（水）～18日（金）
- ・会場：国立京都国際会館（京都市）
- ・会長：戸井雅和（京都大学大学院医学研究科乳腺外科学教授）

◆第119回日本耳鼻咽喉科学会総会
- ・日時：2018年5月30日（水）～6月1日（土）
- ・会場：パシフィコ横浜（横浜市）
- ・会長：山岨達也（東京大学大学院医学系研究科耳鼻咽喉科・頭頸部外科学分野教授）

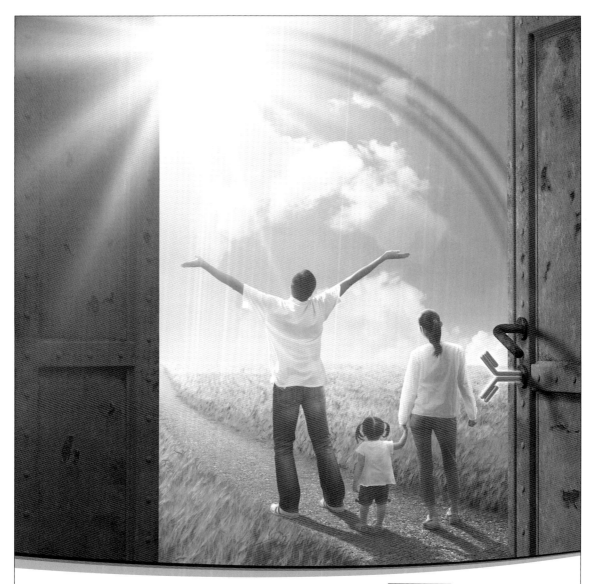

特集　免疫チェックポイント阻害薬によるがん治療

2．免疫チェックポイント阻害薬を用いた治療が可能な施設の必要条件は？

鈴木一広[*]

*三沢市立三沢病院内科医長

View Points !

▶免疫チェックポイント阻害薬は，身体が本来持つがんと闘う免疫反応の活性化を目指すものであり，作用機序が基本的に従来の治療法とは全く異なる。自己免疫疾患関連副作用（irAE）の発現に代表されるように，これまでの治療とは異なった有害事象への対応が必要となる。

▶irAE を早く発見し，早期に治療を開始するために，患者や家族への教育がなされ，irAE 発現時には，各臓器の専門医同士が横断的なチーム医療を提供できることが，理想的な施設条件である。また，免疫チェックポイント阻害薬を投与する医師は，免疫抑制療法にも精通していなければならない。

▶頻度は高くないものの，pseudo progression（偽増悪）を念頭に治療効果判定を行う必要がある。

免疫療法の歴史

- がんに対する免疫療法は，1890年代に米国の外科医 William Coley が細菌により引き起こされる免疫応答を利用した治療を開発したことに始まる[1]。後にこの物質は TNF-α（tumor necrosis factor-alpha）と呼ばれるようになった[2]。
- 1970年代になると，ピシバニールやクレスチン等の biological response modifier（BRM）療法が登場した。
- ピシバニールは，溶血性連鎖球菌をペニシリンで処理した注射用の抗がん薬である。副作用として発熱などがあったが，重篤なものはまれであった。
- クレスチンはカワラタケというキノコから抽出した糖タンパクで，深刻な副作用がほとんどないのが特徴であった。

- BRM 療法には他に，シイタケから抽出された多糖類であるレンチナン，結核の予防ワクチンである BCG，スエヒロタケというキノコから抽出された多糖類であるシゾフィラン，放線菌由来のウベニメクス，ヒト型結核菌から抽出された糖脂質であるリポアラビノマンナン（通称・丸山ワクチン）が含まれる。これらは特定の免疫細胞を標的としない，非特異的免疫療法であった。
- 1980年代になると，サイトカイン療法や養子免疫療法が開発された。サイトカイン療法は，元来生体内で免疫反応を活性化する働きを持つインターフェロン（IFN）やインターロイキン-2（IL-2）等の物質を，体外から大量に投与する治療方法である。
- 養子免疫療法とは，免疫反応を担うリンパ球などを身体の外で活性化して再び身体に戻す治療である。リンパ球を体内（生家）

から一度体外(育ての家)へ出して(養子)，活性化して戻すことから，養子免疫療法と呼ばれる。

- サイトカイン療法は現在でも腎がんで使用されているが，これらの治療法は腫瘍細胞の何を認識して効果を発揮しているのか不明であり，奏効率も低かった。このように1980年代までは，非特異的な免疫の活性化促進による効果を期待した治療法の開発がメインであった。

- その後，がん抗原を認識して標的とする特異的免疫療法の時代となった。1990年代にはがんワクチン療法，抗体療法が開発された。

- がんワクチン療法とは，がん細胞に発現する抗原ペプチドに対する特異的な細胞障害性T細胞を誘導する目的で，がん抗原ペプチドを人為的に投与する治療法である。

- 抗体療法はHER2に特異的に結合するトラスツズマブやCD20に対する抗体であるリツキシマブ，上皮成長因子受容体（EGFR）に結合するセツキシマブ，パニツムマブ，血管内皮細胞増殖因子（VEGF）に対するベバシズマブなど，現在のがん治療において重要な位置を占めるが，がんワクチン療法単独ではほとんどの第Ⅲ相試験で有効性を示すことができなかった[3,4]。

- 2000年代になり，免疫チェックポイント阻害薬が誕生した。今までの免疫療法が「腫瘍反応性T細胞の活性化を促す（アクセルを踏む）」ことに対し，免疫チェックポイント阻害薬は「腫瘍反応性T細胞の抑制を阻害する（ブレーキを踏まない）」働きがある。免疫チェックポイント分子は本来，過剰な免疫応答を抑制し，生体の恒常性を維持している。腫瘍細胞はT細胞による抑制性シグナルに関与する受容体に対するリガンドを高発現しており，T細胞の

特定の受容体と結合することで，自身に対する免疫反応にブレーキをかけている。

- 免疫チェックポイント阻害薬は，従来生体に備わっている腫瘍細胞に対する免疫反応を活性化させる薬剤であり，現在，本邦では抗PD-1抗体，抗PD-L1抗体，抗CTLA-4抗体の3種類が承認・発売されている。

免疫チェックポイント阻害薬を用いた治療が可能な施設の条件は？

- がん免疫療法を行う医療機関の主な要件が，厚生労働省から下記のように発表されている[5]。
  - 「がん診療連携拠点病院」「都道府県がん診療連携拠点病院」「地域がん診療連携拠点病院」「地域がん診療病院」「特定機能病院」「都道府県知事が指定するがん診療連携病院」のいずれかに指定されているか，外来化学療法加算1または2に関する施設基準を満たしている，または抗悪性腫瘍剤処方管理加算の施設基準を満たしている病院。
  - 対象となるがんの薬物療法および副作用発現時の対応に十分な知識と経験を持つ医師が診療科の治療の責任者を務めている病院。
  - CT画像検査を院内ですぐに実施できる病院
  - 入院設備が完備され，かつ24時間の診療が可能な病院

- がん免疫療法は，身体に本来備わっているがんと闘う免疫反応の活性化を目指すものであり，作用機序が基本的に従来の治療法とは全く異なる。

- 免疫チェックポイント阻害薬が，がん診療を大きく変える薬剤であることは疑いようがない。しかし同薬を使用した場合，自己免疫疾患関連副作用（irAE）の発現に代表

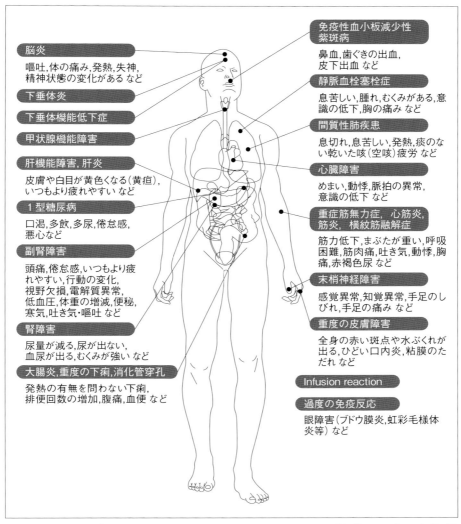

図1 irAE の種類　　　　　　　　　　　　　　　（文献6, 7）より作成

されるように，これまでの治療とは異なった有害事象への対応が必要となる。例えば，ニボルマブやイピリムマブによる irAE として，内分泌障害，胃腸障害，肝・胆道系障害，代謝および栄養障害，筋骨格系や結合織障害，神経系の障害，呼吸器障害など，様々な症状が報告されている（**図1**）[6,7]。

- irAE をいち早く発見し，早期に治療を開始できるように患者や家族を教育したり，irAE 発現時には必要に応じて各疾患の専門医と連携し，薬剤投与を中止するなど，適切な処置が速やかに可能であること，臓器別アルゴリズムに沿った免疫抑制薬などによる治療を行うことが可能であることが理想的な施設条件であろう。
- また，頻度は高くないが，抗腫瘍免疫応答の性質により，腫瘍の成長や新病変の発現という形で，疾患が進行しているようにみえることがある pseudo progression（偽増悪）が，免疫チェックポイント阻害薬に特徴的である。免疫細胞が腫瘍部位に浸潤すると，腫瘍が成長しているようにみえたり，

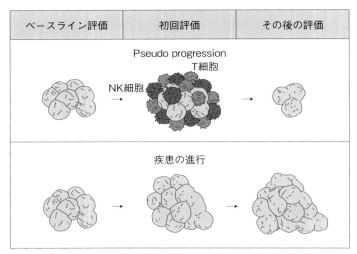

図2　Pseudo progression[8]

表1　疾患の進行と pseudo progression の違い[8,10]

	疾患の進行	Pseudo progression
Performance Status（PS）	悪化	安定または改善
全身症状	悪化	改善する場合も改善しない場合もある
腫瘍の拡大を示す症状		
腫瘍負荷	あり	ある場合もない場合もある
ベースライン	増大	最初に増大し，その後奏効
新病変	出現し，大きくなる	出現後安定および／またはその後奏効
生検によって明らかになる可能性のあること	腫瘍の成長を示す証拠	免疫細胞の浸潤を示す証拠

新病変が現れたりすることがある（図2）[8]。

- 上記の症状が発現するのは，獲得免疫応答を開始するのに時間が必要であるためだが，疾患の進行が確認できるまで，pseudo progression の可能性を考慮する必要がある[9]。Pseudo progression と真の疾患の進行を見分けるのは困難な場合がある。しかし，表1の項目を注意深く評価することにより，pseudo progression を特定するのに役立つことがある[8,10]。
- 免疫チェックポイント阻害薬を使用するには各臓器の専門医同士が横断的に院内で密接なコミュニケーションをとり，チーム医療を行うことが大切であり，また，免疫チェックポイント阻害薬を投与する医師は，免疫抑制療法にも精通していなければならない。

文　献

1) Coley WB : American Journal of the Medical Sciences **10** : 487−511（1893）
2) Terlikowski SJ : Rocz Akad Med Bialymst **46** : 5−18（2001）
3) 谷　眞至 : 肝と膵 **34** : 631−635（2013）
4) Ruiz R : Curr Oncol Rep **16** : 400（2014）
5) 「抗 PD−1 抗体抗悪性腫瘍剤に係る最適使用推

進ガイドラインの策定に伴う留意事項について」保医発0214第4号 厚生労働省保険局医療課長通知（平成29年2月14日）

6）オプジーボ添付文書2017年9月改訂（第14版）
7）ヤーボイ添付文書2016年4月改訂（第4版）
8）Wolchok JD et al：Clin Cancer Res 15：7412－7420（2009）
9）Hales RK et al：Ann Oncol 21：1944－1951（2010）
10）Eisenhauer EA et al：Eur J Cancer 45（2）：228－247（2009）

ヴァン メディカル の好評シリーズ

オンコロジストはこう治療している─がん診療と化学療法

- ●腫瘍専門医の実践する高度なテクニックを凝縮したポケットサイズの書
- ●チャート形式で，どこから読み始めても本文中のインデックスで関連頁をスピード検索
- ●簡潔な文章，平易な表現で腫瘍専門医を目指す若手医師に最適

食道がん診療と化学療法

三沢市立三沢病院院長　坂田　優　監修
愛知県がんセンター中央病院薬物療法部部長　室　圭　編

Ｂ６変型判／220頁／並製本／定価（本体3,000円＋税）／送料実費　　ISBN978-4-86092-100-2

肺がん診療と化学療法　全面改訂第2版

三沢市立三沢病院院長　坂田　優　監修
北里大学医学部呼吸器内科教授　益田典幸　編

Ｂ６変型判／256頁／並製本／定価（本体3,000円＋税）／送料実費　　ISBN9784-86092-096-8

胃がん診療と化学療法　改訂第3版

三沢市立三沢病院院長　坂田　優　監修

Ｂ６変型判／220頁／並製本／定価（本体3,000円＋税）／送料実費　　ISBN978-4-86092-104-0

膵がん・胆道がん診療と化学療法

三沢市立三沢病院事業管理者 兼 院長　坂田　優　監修
杏林大学医学部内科学腫瘍内科教授　古瀬純司　編

Ｂ６変型判／200頁／並製本／定価（本体2,800円＋税）／送料実費　　ISBN978-4-86092-118-7

婦人科がん診療と化学療法　全面改訂第2版

三沢市立三沢病院院長　坂田　優　監修
岩手医科大学医学部産婦人科学教室教授　杉山　徹　編

Ｂ６変型判／280頁／並製本／定価（本体3,300円＋税）／送料実費　　ISBN978-4-86092-106-4

大腸がん診療と化学療法　全面改訂第2版

三沢市立三沢病院事業管理者 兼 院長　坂田　優　編

Ｂ６変型判／260頁／並製本／定価（本体3,000円＋税）／送料実費　　ISBN978-4-86092-115-6

株式会社 ヴァン メディカル

〒101-0051　東京都千代田区神田神保町2-40-7　友輪ビル
TEL：03-5276-6521　FAX：03-5276-6525　http://www.vanmedical.co.jp

TOPOTECIN

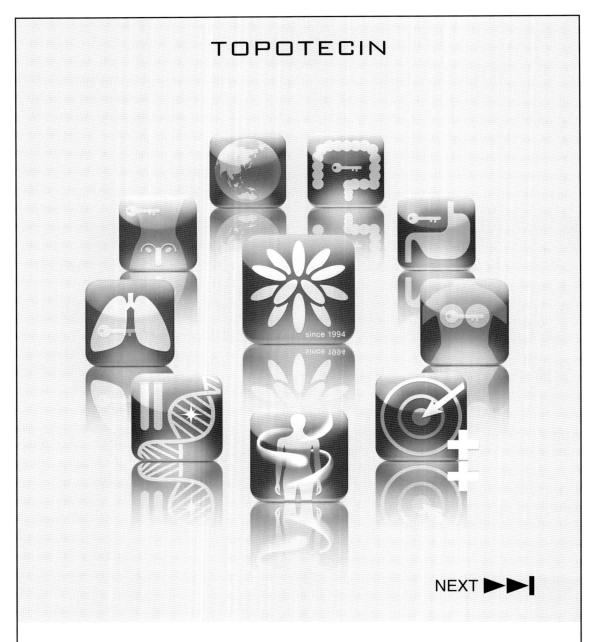

NEXT ▶▶▶

効能・効果、用法・用量、警告、禁忌を含む使用上の注意等につきましては、製品添付文書をご参照ください。

TOPOTECIN®

抗悪性腫瘍剤
劇薬、処方せん医薬品※
薬価基準収載

トポテシン®
点滴静注 40mg・100mg
TOPOTECIN® INTRAVENOUS DRIP INFUSION
(一般名：イリノテカン塩酸塩水和物注)
※注意—医師等の処方せんにより使用すること

Daiichi-Sankyo

製造販売元（資料請求先）
第一三共株式会社
東京都中央区日本橋本町3-5-1

2013年12月作成

特集　免疫チェックポイント阻害薬によるがん治療

3．免疫チェックポイント阻害薬と個別化医療

武川直樹[*1]・川上尚人[*2]

*近畿大学医学部内科学腫瘍内科部門　[1]助教，[2]講師

View Points !

▶免疫チェックポイント阻害薬に対する効果を予測するバイオマーカーの同定が急務である。

▶免疫チェックポイント阻害薬の効果については腫瘍側，患者側の様々な因子が関係していると報告されている。

▶PD-L1，TIL，tumor mutation burden について効果との関連が示唆されており，その他にもバイオマーカーの候補となるものが研究されている。

- Programmed cell death protein 1（PD-1）は免疫グロブリンスーパーファミリーに属する細胞表面受容体であり，T細胞や pro-B 細胞に発現している。PD-1 とそのリガンドはT細胞の活性化を抑制することで自己免疫を抑制する。がんにおいては結果として自己免疫の抑制が腫瘍増殖につながる。

- 現在，がんの免疫逃避機構を阻止する薬剤として PD-1 阻害薬をはじめとする免疫チェックポイント阻害薬が保険承認されており，日本では皮膚がん，肺がん，腎臓がんに続き先日胃がんに対しても適用拡大された。今後，臨床試験の結果を受けて他の様々ながん腫でも適用拡大が期待されている。

- 一方で本薬は，①薬価が高い，②一定の割合の患者にのみ効果を有する，といった問題を抱えており，早期のバイオマーカーの確立が課題となっている。本項目では主に programmed death-ligand 1（PD-L1），腫瘍組織浸潤リンパ球（tumor infiltrated T cell：TIL），mutation burden と免疫チェックポイント阻害薬との効果の関連について

述べ，その他現在研究が進んでいる探索的なものについても言及する。

PD-L1 の発現と抗腫瘍効果の関連

（表1）

- 樹状細胞ががんを認識すると T 細胞に情報の伝達を行い，T 細胞が腫瘍細胞を攻撃する。腫瘍細胞自体に免疫反応から逃避する仕組みは複数あり，そのひとつが PD-1/PD-L1 経路である。腫瘍細胞が PD-L1 を発現し，T 細胞の PD-1 と結合すると T 細胞が腫瘍細胞への攻撃をやめ，結果として腫瘍細胞の増殖につながる。抗 PD-1 抗体薬は PD-1 に結合するため，PD-L1 の発現は抗 PD-1 抗体のバイオマーカーとして考えられている。

- メラノーマを対象として行われた Check-Mate 066試験[1]では，ニボルマブとダカルバジンとの比較がなされており，PD-L1 の発現が5％未満の患者は全生存期間（OS）のハザード比が0.48であったのに対して PD-L1 の発現が5％以上の患者群ではハ

表 1　主な抗 PD-1 抗体薬，第Ⅲ相試験の PD-L1 発現別ハザード比

CheckMate 066[1]（悪性黒色腫）vs ダカルバジン	
PD-L1 expression	OS ハザード比（95%信頼区間）
All	0.42（0.25-0.73）
＜5％	0.48（0.15-0.60）
≧5％	0.30（0.32-0.71）

KEYNOTE-006[2]（悪性黒色腫）vs イピリムマブ	
PD-L1 expression	OS ハザード比（95%信頼区間）
All	0.63（0.47-0.83）（2週毎投与）
	0.69（0.52-0.90）（3週毎投与）
＜1％	0.91（0.49-1.69）（2週毎投与）
	1.02（0.56-1.85）（3週毎投与）
≧1％	0.55（0.40-0.76）（2週毎投与）
	0.58（0.42-0.79）（3週毎投与）

CheckMate 017[3]（肺扁平上皮癌）vs ドセタキセル	
PD-L1 expression	OS ハザード比（95%信頼区間）
All	0.62（0.47-0.80）
＜1％	0.57（0.38-0.86）
≧1％	0.75（0.50-1.10）
≧5％	0.57（0.36-0.92）
≧10％	0.56（0.33-0.94）
≧50％	0.63（0.25-1.57）

CheckMate 057[3]（肺非扁平上皮癌）vs ドセタキセル	
PD-L1 expression	OS ハザード比（95%信頼区間）
All	0.75（0.63-0.91）
＜1％	0.91（0.67-1.22）
≧1％	0.62（0.47-0.83）
≧5％	0.48（0.34-0.68）
≧10％	0.43（0.30-0.62）
≧50％	0.38（0.24-0.60）

KEYNOTE-010[4]（非小細胞肺癌）vs ドセタキセル	
PD-L1 expression	OS ハザード比（95%信頼区間）
All	0.67（0.56-0.80）
1～49％	0.76（0.60-0.96）
≧50％	0.53（0.40-0.70）

ATTRACTION-02[5]（胃がん）vs Placebo	
PD-L1 expression	OS ハザード比（95%信頼区間）
All	0.62（0.50-0.76）
＜1％	0.58（0.24-1.38）
≧1％	0.71（0.50-1.01）

ザード比が0.30であった。また同じメラノーマを対象として行われたKEYNOTE-006試験[2]ではイピリムマブとの比較がなされており，PD–L1の発現1％未満，1％以上でサブグループ解析が行われ，2週毎投与，3週毎投与ともに1％以上でOSのハザード比が良好であった。以上からPD-1抗体の種類を問わずメラノーマにおいてPD–L1の発現はOSと関連があることが示唆される。

- 治療歴のある非扁平上皮非小細胞肺癌を対象に行われたCheckMate 057試験においてはドセタキセルと比較してPD–L1の発現が1％未満の患者はハザード比が0.91であったのに対してPD–L1の発現が50％以上の患者群ではハザード比が0.38であった[3]。

- 非小細胞肺癌を対象に行われたKEY-NOTE-010試験においてもPD–L1の発現が50％未満と50％以上で効果の差が認められており[4]，PD–L1は肺がんにおいても効果予測因子のひとつと考えられる。ペムブロリズマブは一次治療においてPD–L1 50％以上，二次治療においてPD–L1 1％以上の発現を有する非小細胞肺癌が適応となっている。

- 胃がんを対象としたATTRACTION-02試験[5]では2レジメン以上の標準治療に不応・不耐の進行胃がん・食道胃接合部がん患者が対象となっており，ニボルマブ群とプラセボ群に2：1で割り付けられた。ESMO2017の発表では追跡期間中央値15.7ヵ月における主要評価項目であるOSの中央値はニボルマブ群5.3ヵ月，Placebo群4.1ヵ月であった（HR＝0.62，95％ CI：0.50–0.76，p＜0.0001）。この試験においてもPD–L1の発現毎に全生存期間の解析が行われているが，1％以上のPD–L1発現を認めた症例における全生存期間中央値は，ニボルマブ群が5.2ヵ月，プラセボ群が3.8ヵ月であった（HR＝0.58，95％ CI：0.24–1.38）のに対して，PD–L1発現が1％未満であった症例におけるOS中央値は，ニボルマブ群6.1ヵ月，プラセボ群4.2ヵ月であり（HR＝0.71，95％ CI：0.50–1.01），明らかな相関はみられなかった。また本試験において1％以上のPD–L1発現を認める患者は全体の13.5％にすぎず，胃がんにおけるPD–L1の発現と効果の相関については一定の見解が得られていない。今後の研究結果が待たれる。

- 本邦で先日発売されたメルケル細胞癌に対する抗PD–L1抗体薬であるアベルマブは，単一群の第Ⅱ相試験[6]の結果に基づいて承認された。本試験においてもPD–L1の発現毎に奏効率の解析が行われた。PD–L1の発現が1％以上の患者において奏効率が34.5％（95％ CI：22.5–48.1）であったのに対して1％未満の患者では18.8％（95％ CI：4.0–45.6）と，PD–L1の発現の高い症例において奏効率が高い傾向が認められた。このことから抗PD–L1抗体においてもPD–L1の発現がバイオマーカーのひとつと考えられる。

TILと抗腫瘍効果の関連

- 抗PD-1抗体治療において腫瘍細胞を攻撃するCD8陽性T細胞の存在が必要である。抗PD-1抗体で治療された患者の連続的にサンプリングされた腫瘍検体において，腫瘍サイズの縮小と腫瘍内CD8陽性T細胞の増殖が明確に相関していたとの報告がある[7]。

- Exhausted T cell（疲労T細胞）とは多くの慢性感染症やがんにおいて現れる機能不全状態となっているT細胞であり，免疫

チェックポイント阻害薬の効果と負の関連が示唆されている。がん抗原への慢性的な暴露はPD-1の発現の亢進につながり，exhausted T cellへの発達を導く。PD-1抗体耐性の腫瘍にPD-1を高発現したT細胞が認められ，T細胞の機能不全が認められたとの報告がある[8]。またPD-1以外にもTIM3，LAG3，CTLA-4，BTLAなどの細胞表面マーカーとexhausted T cellとの関連が認められている[9]。

- PD-L1の発現は治療の影響により変化しうるもの[10]であり，治療開始前の検体は治療開始後の免疫反応の状態が正しく反映されていない可能性がある。悪性黒色腫の報告であるが，免疫染色での評価にて治療前と比較して抗PD-1抗体治療後の腫瘍検体により多くのCD8陽性T細胞が認められ，それがその後の臨床経過との強い相関を認めたとの報告があり[11]，治療早期における腫瘍免疫の評価は免疫チェックポイント阻害薬の効果をみる上で重要になる可能性がある。

Tumor mutation burdenと抗腫瘍効果との関連

- ペムブロリズマブの治療を受けた34名の非小細胞肺癌患者のwhole-exome sequencingを行い，tumor mutation burdenの高い患者と低い患者を比較したところ，tumor mutation burdenが高い患者で有意に無増悪生存期間（PFS）が良好であった（HR＝0.23, 95% CI：0.09-0.58, p＝0.002）との報告[12]がある。

- 未治療非小細胞肺癌に対するニボルマブとプラチナ併用療法を比較した第Ⅲ相試験であるCheckMate 026[13]，primary endpointである無増悪生存期間（PFS）はニボルマブ群で4.2ヵ月，プラチナ併用療法群で5.9ヵ月であり（HR＝1.15, 95% CI：0.91-1.45），試験自体はnegativeなstudyであったが，サブグループ解析の結果，腫瘍の遺伝子異常総量（tumor mutation burden）の高い群においてニボルマブ群が9.7ヵ月，プラチナ併用群で5.8ヵ月（HR＝0.62, 95% CI：0.91-1.45）とニボルマブ群で良好であった。

- マイクロサテライト不安定性（microsatellite instability：MSI）は，ミスマッチ修復（mismatch repair：MMR）遺伝子の生殖細胞系列変異（リンチ症候群）またはプロモーター領域のメチル化によるMMRタンパクの不活性化のため生じるDNA修復機能不全であり，ミスマッチなどのDNA異常を修復できないために発がん抑止に関わる重要な遺伝子に変異が蓄積して発がんに至る。これら腫瘍では，突然変異が蓄積することから，圧倒的に多くのmutation burdenを有している。

- KEYNOTE-016試験[14]では，ミスマッチ修復機構の欠損（deficient mismatch repair：dMMR）を有する大腸がんとそうではない大腸がんの効果が別コホートで検証された。MSI-HまたはdMMR大腸がん患者では奏効率が40％であったのに対して，MSI-HまたはdMMRではないがん患者においては奏効率0％であった。この試験ではdMMRと体細胞突然変異数との関連も調べるためにwhole-exome sequencingが行われており，dMMR大腸がん患者では平均1,782の体細胞突然変異が認められたのに対して，dMMRではないがん患者では平均73の体細胞突然変異しか認められなかった。また体細胞突然変異数が高いほどPFSが良好であった。

その他の探索的なバイオマーカー

- IFNγにより誘導されるケモカイン Mig/CXCL9 および IP-10/CXCL10は，CD8陽性T細胞やNK細胞の腫瘍局所への誘導，遊走に寄与し，がんの増殖・浸潤を抑制している。メラノーマでの報告[15]であるが，INFγや Mig/CXCL9 の発現の低い腫瘍が抗PD-1抗体治療開始後の腫瘍増殖と関連があったとしており，このようなケモカインと免疫チェックポイント阻害薬の効果との関連が考えられる。

- 現在末梢血を用いたバイオマーカーの探索が進められている。134人の非小細胞肺癌を対象とした当施設のレトロスペクティブな解析[16]ではニボルマブ治療を受けた患者のうち，①低好中球数，②高リンパ球数，③高好酸球数が良好な PFS（それぞれ $p=0.001$, $p=0.04$, $p=0.02$），良好な OS（それぞれ $p=0.03$, $p=0.03$, $p=0.003$）と関連があったとしている。同様の報告が複数されており，末梢血の組成は免疫チェックポイント阻害薬の効果と関連があることが示唆される。

- 治療関連の免疫有害事象がその後の効果と関連するとの報告がある。レトロスペクティブな解析ではあるが，当施設の報告[17]ではニボルマブで治療を行った患者のうち6週後のランドマーク解析にて免疫関連有害事象が出現した患者で有意に PFS，OS が良好であったとしている（PFS；9.2ヵ月 vs 4.8ヵ月，$p=0.01$/OS；未達成 vs 11.1ヵ月，$p=0.01$）。同様の報告は散見されており，免疫関連有害事象の出現と免疫チェックポイント阻害薬の効果との関連が示唆される。

- 腸内細菌叢と免疫チェックポイント阻害薬の効果との関連について研究が進められている。In vivo での報告ではあるが，腸内細菌叢のひとつである Bifidobacterium（ビフィズス菌）の増殖と抗腫瘍効果との関連が認められたとの報告があり，マウスへの Bifidobacterium 経口投与により抗腫瘍効果の改善が認められたとしている[18]。

- B. thetaiotaomicron や B. fragilis においても同様の報告が認められる[19]。マウスおよび患者において，B. thetaiotaomicron または B. fragilis に特異的なT細胞が，CTLA-4抗体の有効性と関連していた。また抗生物質処理したマウスや無菌マウスの腫瘍に対して CTLA-4 抗体は効果を認めず，B. fragilis の投与や B. fragilis 特異的T細胞の移入によって抗腫瘍効果を回復したとしている。

- これらのことから腸内細菌叢と免疫チェックポイント阻害薬の効果の関連が示唆され，現在糞便移植など特定の細菌を増やす研究などが試みられている。

- このように腫瘍側，患者側の様々な因子がバイオマーカーの候補として報告されているが，現時点では確立したものはなく，今後のトランスレーショナル研究の進歩に注目したい。

文　献

1) Robert C et al : Nivolumab in previously untreated melanoma without BRAF mutation. N Engl J Med **372**（4）：320-330（2015）

2) Robert C et al : Pembrolizumab versus Ipilimumab in Advanced Melanoma. N Engl J Med **372**（26）：2521-2532（2015）

3) Horn L et al : Nivolumab Versus Docetaxel in Previously Treated Patients With Advanced Non-Small-Cell Lung Cancer : Two-Year Outcomes From Two Randomized, Open-Label, Phase Ⅲ Trials（CheckMate 017 and Check-

Mate 057）. J Clin Oncol：JCO 2017743062. （2017）

4）Herbst RS et al：Pembrolizumab versus docetaxel for previously treated, PD-L1-positive, advanced non-small-cell lung cancer（KEYNOTE-010）：a randomised controlled trial. Lancet **387**（10027）：1540-1550（2016）

5）Boku N et al：A phase Ⅲ study of Nivolumab in previously treated advanced gastric or gastroesophageal junction cancer：Updated results and subset analysis by PD-L1 expression（ATTRACTION-02）ESMO 2017 #6170 （2017）

6）Kaufman HL et al：Avelumab in patients with chemotherapy-refractory metastatic Merkel cell carcinoma：a multicentre, single-group, open-label, phase 2 trial. Lancet Oncol **17** （10）：1374-1385（2016）

7）Tumeh PC et al：PD-1 blockade induces responses by inhibiting adaptive immune resistance. Nature **515**（7528）：568-571（2014）

8）Ngiow SF et al：A Threshold Level of Intratumor CD8＋T-cell PD1 Expression Dictates Therapeutic Response to Anti-PD1. Cancer Res **75**（18）：3800-3811（2015）

9）Thommen DS et al：Progression of Lung Cancer Is Associated with Increased Dysfunction of T Cells Defined by Coexpression of Multiple Inhibitory Receptors. Cancer Immunol Res **3**（12）：1344-1355（2015）

10）Katsuya Y et al：Expression of programmed death 1（PD-1）and its ligand（PD-L1）in thymic epithelial tumors：Impact on treatment efficacy and alteration in expression after chemotherapy. Lung Cancer **99**：4-10（2016）

11）Chen PL et al：Analysis of Immune Signatures in Longitudinal Tumor Samples Yields Insight into Biomarkers of Response and Mechanisms of Resistance to Immune Checkpoint Blockade. Cancer Discov **6**（8）：827-837（2016）

12）Rizvi NA et al：Cancer immunology. Mutational landscape determines sensitivity to PD-1 blockade in non-small cell lung cancer. Science **348**（6230）：124-128（2015）

13）Carbone DP et al：First-Line Nivolumab in Stage IV or Recurrent Non-Small-Cell Lung Cancer. N Engl J Med **376**（25）：2415-2426 （2017）

14）Le DT et al：PD-1 Blockade in Tumors with Mismatch-Repair Deficiency. N Engl J Med **372**（26）：2509-2520（2015）

15）Herbst RS et al：Predictive correlates of response to the anti-PD-L1 antibody MPDL 3280A in cancer patients. Nature **515**（7528）：563-567（2014）

16）Tanizaki J et al：J Thorac Oncol in press （2017）

17）Haratani K et al：Association of Immune-Related Adverse Events With Nivolumab Efficacy in Non-Small-Cell Lung Cancer. JAMA Oncol Sep 21.（2017）

18）Sivan A et al：Commensal *Bifidobacterium* promotes antitumor immunity and facilitates anti-PD-L1 efficacy. Science **350**（6264）：1084-1089（2015）

19）Vetizou M et al：Anticancer immunotherapy by CTLA-4 blockade relies on the gut microbiota. Science **350**（6264）：1079-1084（2015）

特集　免疫チェックポイント阻害薬によるがん治療

4．免疫チェックポイント阻害薬に期待できる治療効果は？どこまで待てば効果がみえてくるのか？

河　良崇[*1]・里内美弥子[*2]

*兵庫県立がんセンター呼吸器内科　[1]医長，[2]部長

View Points !

▶本稿前半に，免疫チェックポイント阻害薬（ICI）の各がん腫における主要な試験のデータを総括的に示す。

▶ICI の奏効例の多くは 2 回目の治療効果判定時までに確認できるが，初期の新規病変の発現や腫瘍の増大の後に，腫瘍サイズの縮小や長期の安定化がみられることがある。

▶ICI の投与が引き金と考えられる急激な病勢進行の加速の報告は，ICI 治療中に評価を違えると病勢が一気に悪化して，次治療を導入できなくなる可能性を示している。

▶ICI の「止め時」を判定するのは難しいが，6 週もしくは 9 週毎の効果判定を行い，2 回目の効果判定時に治療効果が認められていない場合，その次の効果判定時にも病勢増悪があれば，治療中止を検討すべきと考える。

■ 免疫チェックポイント阻害薬（immune checkpoint inhibitor：ICI）の効果について（表 1）

1．悪性黒色腫

● 既治療転移性悪性黒色腫患者を，イピリムマブ単独投与群，イピリムマブとグリコプロテイン（gp100）の併用投与群，gp100 単独投与群の 3 群に分け，イピリムマブ投与群には gp100 の併用の有無にかかわらずイピリムマブ 3 mg/kg を 3 週間毎に最大 4 回投与し，主要評価項目を全生存期間とした第Ⅲ相試験が行われた[1]。

● イピリムマブは gp100 の併用の有無にかかわらず，gp100 単独投与群と比較して，全生存期間を有意に改善した。

● イピリムマブ単独投与で奏効が得られた15例のうち 9 例は少なくとも 2 年間奏効を維持した。従来型の化学療法にない durable response が期待できる薬剤と考えられた。

● この結果，CTLA-4 阻害薬イピリムマブは2011年に ICI として初めて FDA で承認された。

● CheckMate 066試験[2]は，未治療の進行悪性黒色腫患者を対象に，ニボルマブ（3 mg/kg 2 週間毎）群とダカルバジン（DTIC）群に割り付け，主要評価項目を全生存期間とした第Ⅲ相試験である。

● ニボルマブ群は有意に全生存期間の改善がみられた。1 年生存率はニボルマブ群の72.9％に対して DTIC 群は42.1％であった（hazard ratio（HR），0.42；$P<0.001$）。

● 以上の結果より抗 PD-1 抗体による生存率

臨床腫瘍プラクティス　Vol. 14 No. 1 2018

表1　治療効果

			mOS	mPFS	ORR	DOR
悪性黒色腫	MDX010-020[1]	ipilimumab	10.1mo (8.0-13.8)	2.86mo (2.76-3.02)	10.9% (6.3-17.4)	NR (28.1mo-NR)
		gp100	6.4mo (5.5-8.7)	2.76mo (2.73-2.83)	1.5% (0.2-5.2)	NR (2.0mo-NR)
	CheckMate 066[2]	nivolumab	NR	5.1mo (3.5-10.8)	40% (33.3-47.0)	NR
		dacarbazine	10.8mo (9.3-12.1)	2.2mo (2.1-2.4)	13.9% (9.5-19.4)	6.0mo (3.0-NR)
	KEYNOTE-006[24]	pembrolizumab（Q 2 W）	NR (22.1-NR)	5.6mo (3.4-8.2)	37% (31-43)	NR (1.8-22.8+)
		pembrolizumab（Q 3 W）	NR (23.5-NR)	4.1mo (2.9-7.2)	36% (30-42)	NR (2.0-22.8+)
		ipilimumab	16.0mo (13.5-22.0)	2.8mo (2.8-2.9)	13% (10-18)	NR (1.1+-23.8+)
	CheckMate 067[5]	nivolumab+ipilimumab	NR (38.2-NR)	11.5mo (8.9-16.7)	58% (53-64)	NR
		nivolumab	37.6mo (29.1-NR)	6.9mo (5.1-9.7)	44% (39-50)	NR (36.3-NR)
		ipilimumab	19.9mo (16.9-24.6)	2.9mo (2.8-3.2)	19% (15-24)	19.3mo (8.3-NR)
肺がん	CheckMate 017[6]	nivolumab	9.2mo (7.3-13.3)	3.5mo (2.1-4.9)	20% (14-28)	NR (2.9-20.5+)
		docetaxel	6.0mo (5.1-7.3)	2.8mo (2.1-3.5)	9% (5-15)	8.4mo (1.4+-15.2+)
	CheckMate 057[7]	nivolumab	12.2mo (9.7-15.0)	2.3mo (2.2-3.3)	19% (5-24)	17.2mo (1.8-22.6+)
		docetaxel	9.4mo (8.1-10.7)	4.2mo (3.5-4.9)	12% (9-17)	5.6mo (1.2+-15.2+)
	KEYNOTE-010[10]	all patients, P 2 mg/kg	10.4mo (9.4-11.9)	3.9mo (3.1-4.2)	18% (14.1-22.5)	NR (4.2-10.5)
		all patients, P 10mg/kg	12.7mo (10.0-17.3)	4.0mo (2.7-4.3)	18% (14.5-23.0)	NR (4.2-12.5)
		all patients docetaxel	8.5mo (7.5-9.8)	4.0mo (3.1-4.2)	9% (6.5-12.9)	6mo (2.7-6.1)
		PD-L1≧50%, P 2 mg/kg	14.9mo (10.4-NR)	5.0mo (4.0-6.5)	30% (22.7-36.6)	NR (4.2-10.4)
		PD-L1≧50%, P 10mg/kg	17.3mo (11.8-NR)	5.2mo (4.1-8.1)	29% (22.0-37.1)	NR (4.4-12.6)
		PD-L1≧50%, dosetaxel	8.2mo (6.4-10.7)	4.1mo (3.6-4.3)	8% (4.1-13.4)	8mo (2.6-8.3)
	KEYNOTE-024[12]	pembrolizumab	NR	10.3mo (6.7-NR)	44.8% (36.8-53.0)	NR (1.9+-14.5+)
		chemotherapy	NR	6.0mo (4.2-6.2)	27.8% (20.8-35.7)	6.3 (2.1+-12.6+)
腎がん	CheckMate 025[13]	nivolumab	25.0mo (21.8-NE)	4.6mo (3.7-5.4)	25%	12.0mo (0-27.6)
		everolimus	19.6mo (17.6-23.1)	4.4mo (3.7-5.5)	5%	12.0mo (0-22.2)
尿路上皮がん	KEYNOTE-045[14]	pembrolizumab	10.3mo (8.0-11.8)	2.1mo (2.0-2.2)	21.1% (16.4-26.5)	NR (1.6+-15.6+)
		chemotherapy	7.4mo (6.1-8.3)	3.3mo (2.3-3.5)	11.4% (7.9-15.8)	4.3 (1.4+-15.4+)
古典的ホジキンリンパ腫	CheckMate 205[15]	nivolumab		10.0mo (8.41-NR)	66.3% (54.8-76.4)	7.8mo (6.6-NR)
	KEYNOTE-087[16]	all patients, pembrolizumab	NR		69.0% (62.3-75.2)	NR
頭頸部がん	CheckMate 141[17]	nivolumab	7.5mo (5.5-9.1)	2.0mo (1.9-2.1)	13.3% (9.3-18.3)	
		standard therapy	5.1mo (4.0-6.0)	2.3mo (1.9-3.1)	5.8% (2.4-11.6)	
胃がん	ONO-4538-12[18]	nivolumab	5.26mo (4.60-6.37)	1.61mo (1.54-2.30	11.2% (7.7-15.6)	9.53mo (6.14-9.82)
		placebo	4.14mo (3.42-4.86)	1.45mo (1.45-1.54)	0%	NA

mOS：median overall survival/mPFS：median progression-free survival/ORR：objective response rate/DOR：duration of response/
NR：not reached/NE：not estimable/NA：not available

の改善が初めて示された。

- KEYNOTE-006試験[3]は，イピリムマブ未治療の進行悪性黒色腫患者を対象に，ペムブロリズマブ（10mg/kg　3週間毎）群，ペムブロリズマブ（10mg/kg　2週間毎）群，イピリムマブ群に割り付け，主要評価項目を無増悪生存期間と全生存期間とした第Ⅲ相試験である。

- 6ヵ月無増悪生存率はペムブロリズマブ（10mg/kg　3週間毎）群：47.3%，ペムブロリズマブ（10mg/kg　2週間毎）群：46.4%，イピリムマブ群：26.5%であり，1年生存率はそれぞれ74.1%,68.4%,58.2%であった。

- 抗PD-1抗体ペムブロリズマブがCTLA-4阻害薬イピリムマブと比較して，無増悪生存期間と全生存期間を有意に延長することが示された。

- CheckMate 067[4,5]試験は未治療進行悪性黒色腫を対象に，ニボルマブ単独，ニボルマブ＋イピリムマブ（本邦未承認），イピリムマブを比較した第Ⅲ相試験であり，主要評価項目は無増悪生存期間と全生存期間であった。

- ニボルマブ単独群とニボルマブ＋イピリムマブ群はイピリムマブ群と比較して無増悪生存期間と全生存期間を有意に延長した。

- PD-L1陰性患者においては，抗PD-1抗体とCTLA-4阻害薬を併用することが，いずれかを単独で使用するよりも有効であることを示した。

2．肺がん

1）ニボルマブ

- CheckMate 017試験[6]は，ⅢBあるいはⅣ期の扁平上皮非小細胞肺癌で，初回治療として白金併用化学療法施行後に再発した，ECOG-PS 0～1の患者が対象として行わ

れたニボルマブ（3mg/kg，2週間毎とドセタキセル（DOC）（75mg/m²，3週間毎）治療を比較した無作為化第Ⅲ相試験である。主要評価項目は全生存期間であった。

- ニボルマブ群は，生存期間中央値，奏効率，無増悪生存期間のいずれも，DOC群より有意に良好な結果を得られた。

- サブセット解析では，全生存期間並びに無増悪生存期間は腫瘍細胞のPD-L1の発現状態によらず，ニボルマブ群で良かった。

- CheckMate 057試験[7]は，ⅢBあるいはⅣ期の非扁平上皮非小細胞肺癌で，白金併用化学療法施行後に再発した，ECOG-PS 0～1の患者を対象としたニボルマブ（3mg/kg，2週間毎），もしくはDOC（75mg/m²，3週間毎）を比較した無作為化第Ⅲ相試験である。EGFR遺伝子変異やALK転座のある患者にはチロシンキナーゼ阻害薬による既治療の症例も登録可能であった。

- ニボルマブ群は，生存期間，奏効率において，DOC群より有意に良好な結果であった。

- CheckMate 057試験はCheckMate 017試験と異なり，PD-L1が発現している群は発現していない群と比して，生存期間と無増悪生存期間中央値が良い傾向にあった。

- 以上の2試験から，ニボルマブは白金製剤併用化学療法施行後の進行期非小細胞肺癌に対する標準治療となった。

- CA209-003試験[8]は既治療非小細胞肺癌患者129人（扁平上皮癌非扁平上皮癌）を対象に，ニボルマブ（1mg/kg，3mg/kg，10mg/kg）を2週間毎に最大96週間投与した第Ⅰ相試験である。

- すべてのdoseを合わせた生存期間中央値は9.9ヵ月（95% CI, 7.8-12.4）であった。3年生存率は18%，5年生存率は16%[9]であった。

- 現在本邦で用いている 3 mg/kg の成績が最もよく，生存期間中央値は14.9ヵ月（95% CI 7.3-30.3），3 年生存率は27%であった。
- このことから，肺がんにおいても抗 PD-1 抗体は durable response を期待できる薬剤であることが示された。

2）ペムブロリズマブ

- KEYNOTE-010[10]試験は白金製剤併用化学療法後の既治療非小細胞肺癌患者で，腫瘍細胞での PD-L1 発現（TPS）が 1 %以上の患者を対象として行われ，ペムブロリズマブ 2 mg/kg 群，ペムブロリズマブ 10 mg/kg 群，DOC 群を比較した無作為化第Ⅲ相試験である，いずれも 3 週間毎の投与が行われた。主要評価項目は全生存期間と無増悪生存期間であり，全患者群と PD-L1 強陽性（TPS≧50%以上）群で比較を行った。
- 全生存期間は，全患者群と PD-L1 強陽性群のいずれにおいても，ペムブロリズマブ 2 mg/kg 群とペムブロリズマブ 10mg/kg 群がそれぞれ DOC 群よりも有意に延長していた。
- 無増悪生存期間は，全患者群においてはペムブロリズマブ 2 mg/kg 群とペムブロリズマブ 10mg/kg 群のいずれも，DOC 群との間に有意差はなかったが，PD-L1 強陽性群においてはペムブロリズマブ 2 mg/kg 群とペムブロリズマブ 10mg/kg 群のいずれも，DOC 群より有意に良好であった。
- 奏効率は，全患者群，PD-L1 強陽性群共に，ペムブロリズマブ群はいずれの用量でも DOC 群より良好であった。奏効期間については，全患者群，PD-L1 強陽性群共に，ペムブロリズマブ群がいずれの用量でも DOC 群より良好であった。

- 以上の結果と KEYNOTE-001試験[11]の結果を合わせ，TPS が抗 PD-1 抗体の効果を予測するバイオマーカーになる可能性が示唆され，特に PD-L1 が50%以上発現している場合に効果が高いことが示唆された。
- KYENOTE-024[12]試験は PD-L1 強発現で，EGFR 遺伝子変異陰性，ALK 遺伝子転座陰性，未治療の進行非小細胞肺癌患者を対象として，ペムブロリズマブ（200mg/body 3 週間毎）群と白金製剤併用化学療法群に割り付けて行われた第Ⅲ相試験である。主要評価項目は無増悪生存期間であった。
- 無増悪生存期間はペムブロリズマブ群が化学療法群より有意に良好であった。
- 全生存期間，奏効率，奏効期間いずれにおいても，ペムブロリズマブ群は化学療法群より成績が良かった。
- 以上より，ペムブロリズマブは PD-L1 が50%以上発現している場合，初回治療の第 1 選択薬となり得ると考えられた。

3．腎がん

1）ニボルマブ

- CheckMate 025[13]試験は血管新生阻害薬による治療歴を有する淡明細胞型腎細胞がんを対象にニボルマブ（3 mg/kg 2 週間毎）もしくはエベロリムスを投与した第Ⅲ相試験である。主要評価項目は全生存期間であった。
- ニボルマブ群の生存期間はエベロリムス群と比較して有意に延長がみられた。

4．尿路上皮癌

1）ペムブロリズマブ

- KEYNOTE-045[14]試験は白金製剤投与後に再発転移した尿路上皮癌患者を対象にペムブロリズマブ（200mg/body 3 週間毎）もしくは医師が選択した化学療法を比較し

た無作為化第Ⅲ相試験である。
- ペムブロリズマブ群の生存期間は化学療法群（7.4ヵ月）と比較して有意に良好であった。
- 無増悪生存期間は全例でも，腫瘍中PD-L1複合発現スコア（PD-L1を発現している腫瘍細胞と浸潤免疫細胞が腫瘍細胞中に占める割合）10%以上の例でも，ペムブロリズマブ群と化学療法群間に有意差はなかった。

5．古典的ホジキンリンパ腫

1）ニボルマブ
- CheckMate 205[15]試験は自家造血幹細胞移植とその後のブレンツキシマブ ベドチン治療歴を有する80例の古典的ホジキンリンパ腫患者を対象に，ニボルマブ（3 mg/kg 2週間毎）を投与した第Ⅱ相試験である。主要評価項目は奏効率であった。
- 53例が奏効し，52例に50%以上の腫瘍縮小がみられた。

2）ペムブロリズマブ
- KEYNOTE-087[16]試験は210例の古典的ホジキンリンパ腫患者を3つのコホートに分け（コホート1：自家造血幹細胞移植とその後のブレンツキシマブ ベドチン治療後，コホート2：サルベージ治療とブレンツキシマブ ベドチン治療後（自家造血幹細胞移植は行われず），コホート3：自家造血幹細胞移植は行うもブレンツキシマブ ベドチンは投与せず），ペムブロリズマブ(200 mg/body 3週間毎）を投与した第Ⅱ相試験である。主要評価項目は奏効率であった。
- 全体の奏効率は69.0%（95% CI，62.3-75.2）であった。コホートごとの奏効率はコホート1：73.9%，コホート2：64.2%，コホート3：70.0%であり，有意差はなかった。

6．頭頸部がん

- CheckMate 141[17]試験は白金製剤抵抗性の再発，転移性頭頸部扁平上皮癌患者を対象にニボルマブ（3 mg/kg 2週間毎）もしくは治験医師が選択した標準治療を比較した第Ⅲ相試験である。主要評価項目は全生存期間であった。
- ニボルマブ群は標準治療群と比較して，生存期間を有意に延長した。ニボルマブ群の1年生存率は36.0%であり，標準治療群（16.6%）の2倍以上であった。

7．胃がん

- ONO-4538-12[18]試験は三次治療以降の切除不能な進行・再発胃がん患者493人を対象にニボルマブ（3 mg/kg 2週間毎）もしくはプラセボを投与した第Ⅲ相試験である。主要評価項目は全生存期間であった。
- ニボルマブ群はプラセボ群（4.14ヵ月）と比較して全生存期間を有意に延長した。1年生存率はニボルマブ群26.2%，プラセボ群10.9%であった。
- 上述の通り各がん腫で開発状況は異なるが，今までの抗がん薬では経験しなかったdurable responseの可能性が最も期待すべき効果であり，1生存率/3年生存率/5年生存率といった一定時点での生存率の上乗せが注目されるポイントとなる。

■ 効果はいつまでみればわかるのか？止め時は？

- 主要な試験における，奏効までの期間の中央値を表2にまとめた。
- 各試験のデータをみると，奏効例の多くは2回目の治療効果判定時までに確認でき，3回目の効果判定時以降に奏効を確認できる例は多くない。

表2　奏効までの期間

	ニボルマブ	ペムブロリズマブ	イピリムマブ	イピリムマブ＋ニボルマブ
悪性黒色腫	2.1 months[2] (1.2–7.6) 2.78 months[4] (2.3–12.5)	86 days[3] (32–212)	3.18 months[1] (2.75–3.60) 2.79 months[4] (2.5–12.4)	2.76 months[4] (1.1–11.6)
肺がん	2.2 months[6] (1.6–11.8) 2.1 months[7] (1.2–8.6)	9 weeks[10] (9–17) 2.2 months[12] (1.4–8.2)		
腎がん	3.5 months[13] (1.4–24.8)			
尿路上皮がん		2.1 months[14] (2.0–2.2)		
古典的ホジキンリンパ腫	2.1 months[15] (1.6–5.7)			
頭頸部がん	2.1 months[17] (1.8–7.4)			
胃がん	1.61 months[18] (1.4–3.0)			

- ICI を用いた場合，初期の新規病変の発現や腫瘍の増大の後に，腫瘍サイズの縮小や長期の安定化がみられることがある。この現象は unconventional response や pseudo progression と呼ばれている。
- 2016年の米国臨床腫瘍学会（ASCO）で，抗 PD-1 抗体を投与された535人の非小細胞肺癌患者の retrospective な解析が報告され，121人が RECIST-PD 後に治療継続されており，その後腫瘍の縮小が得られたのは10人（1.9％）であり[19]，unconventional response や pseudo progression が起こる患者は少ないと考えられる。
- RECIST PD 後にアテゾリズマブを継続した報告がある。アテゾリズマブ投与後 PD となった323人の患者中，168人にアテゾリズマブが投与継続された。アテゾリズマブ投与後 PD となった時を新たなベースラインとして，12人（7％）が PR，83人（49％）が SD であり，生存期間中央値は12.7ヵ月であった。偏りがあることは考えられるが，beyond-PD としてアテゾリズマブを継続することで生存期間中央値は長くなった（other anti-cancer therapy：8.8 mo，no anti-cancer therapy：2.2 mo）[20]。
- また，ICI を投与された患者の中には，PR や unconventional response といった経過を辿ることなく，病勢の長期安定化を呈する例も少なくないことが知られている。進行固形がんを対象とした抗 PD-L1 抗体の第 I 相試験で，悪性黒色腫で27％（14/52人），非小細胞肺癌で12％（6/49人），腎細胞がんで41％（7/17人）において，少なくとも24週以上 SD が持続したとする報告がある[21]。
- ICI を投与することが引き金となっていると考えられる，急激な病勢進行の加速である Hyperprogressive disease[22] という現象

についても報告がある。これは，ICI 治療中に評価を違えると，病勢が一気に悪化して，次治療を導入できない状況になる可能性があることを示唆している。

- 以上のことから，ICI の「止め時」を判定するのは難しい。

- 免疫チェックポイント阻害薬の抗腫瘍効果を判定するための基準のひとつとして，ir-RECIST がある。新規病変を全計測腫瘍径に加えること，病勢進行の確定には初回の病勢増悪後の 4 週以降に再評価が推奨されることなどが特徴である[23]。この基準に準じて，開発治験では PD 後の治療継続が許容された場合も 2 回目の PD 判定で投与を中止していた。

- 免疫関連有害事象発症のリスクや医療経済の面からも，適切な投与期間の検討は今後の重要な課題であると考える。

- 6 週もしくは 9 週毎の効果判定を行い，2 回目の効果判定時に治療効果が認められていない場合，その後，PR に入る症例は多くない。効果判定時に RECIST PD となった後も，例えば PS が良好で，腫瘍の増大スピードが速くなく，治療継続することが臨床的に benefit があると考えられれば，ICI の継続（beyond-PD）も治療選択肢となる場合がある。しかし，その次の効果判定時にも引き続き病勢増悪があれば，治療中止を検討すべきと考える。

- 今後，止め時を見極めるバイオマーカーの検討や至適投与期間についても知見の蓄積が期待される。

文　献

1 ） Hodi FS et al：Improved survival with ipilimumab in patients with metastatic melanoma. N Engl J Med **363**（8）：711－723（2010）

2 ） Robert C et al：Nivolumab in previously untreated melanoma without BRAF mutation. N Engl J Med **372**（4）：320－330（2015）

3 ） Robert C et al：Pembrolizumab versus Ipilimumab in Advanced Melanoma. N Engl J Med **372**（26）：2521－2532（2015）

4 ） Larkin J et al：Combined Nivolumab and Ipilimumab or Monotherapy in Untreated Melanoma. N Engl J Med **373**（1）：23－34（2015）

5 ） Wolchok JD et al：Overall Survival with Combined Nivolumab and Ipilimumab in Advanced Melanoma. N Engl J Med **377**（14）：1345－1356（2017）

6 ） Brahmer J et al：Nivolumab versus Docetaxel in Advanced Squamous-Cell Non-Small-Cell Lung Cancer. N Engl J Med **373**（2）：123－135（2015）

7 ） Borghaei H et al：Nivolumab versus Docetaxel in Advanced Nonsquamous Non-Small-Cell Lung Cancer. N Engl J Med **373**（17）：1627－1639（2015）

8 ） Gettinger SN et al：Overall Survival and Long-Term Safety of Nivolumab（Anti-Programmed Death 1 Antibody, BMS－936558, ONO－4538）in Patients With Previously Treated Advanced Non-Small-Cell Lung Cancer. J Clin Oncol **33**（18）：2004－2012（2015）

9 ） Brahmer J et al：Five-year follow-up from the CA209－003 study of nivolumab in previously treated advanced non-small cell lung cancer（NSCLC）：Clinical characteristics of long-term survivors. AACR 2017

10） Herbst RS et al：Pembrolizumab versus docetaxel for previously treated, PD－L1-positive, advanced non-small-cell lung cancer（KEYNOTE－010）：a randomised controlled trial. Lancet **387**（10027）：1540－1550（2016）

11） Garon EB et al：Pembrolizumab for the treatment of non-small-cell lung cancer. N Engl J Med **372**（21）：2018－2028（2015）

12） Reck M et al：Pembrolizumab versus Chemotherapy for PD－L1-Positive Non-Small-Cell Lung Cancer. N Engl J Med **375**（19）：1823－1833（2016）

13） Motzer RJ et al：Nivolumab versus Everolimus in Advanced Renal-Cell Carcinoma. N Engl J Med **373**（19）：1803－1813（2015）

14) Bellmunt J et al : Pembrolizumab as Second-Line Therapy for Advanced Urothelial Carcinoma. N Engl J Med **376**（11）：1015－1026（2017）

15) Younes A et al : Nivolumab for classical Hodgkin's lymphoma after failure of both autologous stem-cell transplantation and brentuximab vedotin : a multicentre, multicohort, single-arm phase 2 trial. Lancet Oncol **17**（9）：1283－1294（2016）

16) Chen R et al : Phase II Study of the Efficacy and Safety of Pembrolizumab for Relapsed/Refractory Classic Hodgkin Lymphoma. J Clin Oncol **35**（19）：2125－2132（2017）

17) Ferris RL et al : Nivolumab for Recurrent Squamous-Cell Carcinoma of the Head and Neck. N Engl J Med **375**（19）：1856－1867（2016）

18) Kang YK et al : Nivolumab in patients with advanced gastric or gastro-oesophageal junction cancer refractory to, or intolerant of, at least two previous chemotherapy regimens（ONO-4538-12, ATTRACTION-2）：a randomised, double-blind, placebo-controlled, phase 3 trial. Lancet. 2017 Oct 5. pii : S0140-6736（17）31827-5

19) Kazandjian D et al : Characterization of patients treated with a programmed cell death protein 1 inhibitor（anti-PD-1）past RECIST progression from a metastatic non-small cell lung cancer（mNSCLC）trial. J Clin Oncol 34, 2016（suppl ; abstr 3000）

20) Gandara DR et al : Impact of atezolizumab（atezo）treatment beyond disease progression（TBP）in advanced NSCLC : Results from the randomized phase III OAK study. J Clin Oncol. 2017 : 35（suppl）; Abstract 9001

21) Brahmer JR et al : Safety and activity of anti-PD-L1 antibody in patients with advanced cancer. N Engl J Med **366**（26）：2455－2465（2012）

22) Champiat S et al : Hyperprogressive Disease Is a New Pattern of Progression in Cancer Patients Treated by Anti-PD-1/PD-L1. Clin Cancer Res **23**（8）：1920－1928（2017）

23) Bohnsack O et al : Adaptaion of the immune related response criteria : irRECIST. Ann Oncol **25**（Supplement 4）：361－372（2014）

24) Schachter J et al : Pembrolizumab versus ipilimumab for advanced melanoma : final overall survival results of a multicentre, randomised, open-label phase 3 study（KEYNOTE-006）. Lancet **390**（10105）：1853－1862（2017）

特集　免疫チェックポイント阻害薬によるがん治療

5. 免疫チェックポイント阻害薬は，いつ使うのがベストか？

寺岡俊輔[*1]・赤松弘朗[*2]

*和歌山県立医科大学呼吸器内科・腫瘍内科　[1)]学内助教，[2)]助教

View Points !

▶PD-L1 強陽性の化学療法未治療・進行非小細胞肺癌における第Ⅲ相試験の結果から，免疫チェックポイント阻害薬は治療早期に用いることで生存期間の延長が示されている。

▶二次治療以降においては，臨床背景によって免疫チェックポイント阻害薬が苦手とする対象が示唆されている。

▶今後主流になると考えられる併用治療においても，治療早期に用いることが生存に影響する可能性が高い。

● 免疫チェックポイント阻害薬は細胞傷害性薬・分子標的治療薬に次いで登場した新しい機序による薬剤である。

● 悪性黒色腫，非小細胞肺癌，頭頸部がん，腎細胞がん，胃がん，ホジキンリンパ腫などで適用を取得し，今もなお多くのがん腫における適用拡大が試みられている。

● 本稿では免疫チェックポイント阻害薬の最適な使用時期について，肺がんにおけるエビデンスを中心に述べる。

● 肺がんにおけるこれまでの薬物療法（細胞傷害性薬・分子標的治療薬）については，どのタイミングで用いることが望ましいかについて様々な検討が行われている。

● 細胞傷害性薬は様々な血液・非血液毒性を伴うことから，全身状態の整っているできるだけ早いタイミングで用いることがコンセンサスとして得られている。

● ドライバー遺伝子を標的とした分子標的治療薬については，治療のどの時期で用いても効果が同等であると報告されており，実際プラチナ併用療法との第Ⅲ相試験においても無増悪生存期間（PFS）は延長するが後治療におけるクロスオーバーの結果，全生存期間（OS）は同等となっている[1)]。

● 免疫チェックポイント阻害薬についても，少ないながら治療時期に関する検討が報告されつつある。

● 非小細胞肺癌における免疫チェックポイント阻害薬は，PD-1 阻害薬であるペムブロリズマブ，ニボルマブの 2 剤が承認されており，ペムブロリズマブは PD-L1 強陽性例に対して一次治療で，PD-L1 陽性例に対して二次治療で使用可能である。またニボルマブは二次治療以降で PD-L1 の発現状況に関わらず使用可能である。

初回治療における単剤治療の最適な使用タイミング

● PD-L1 強陽性例では，化学療法未治療の進行非小細胞肺癌症例に対して，ペムブロリズマブとプラチナ併用療法を比較する第Ⅲ

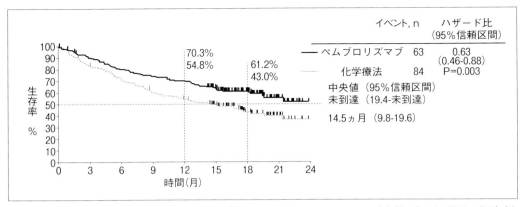

図1　KEYNOTE-024試験の全生存期間データ　　　　　　　　　　　　（文献3）より引用一部改変）

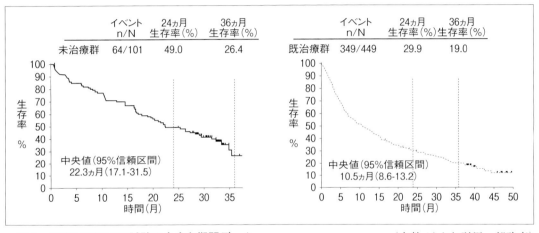

図2　KEYNOTE-001試験の全生存期間データ　　　　　　　　　　　　（文献4）より引用一部改変）

相試験が行われた（KEYNOTE-024試験）[2]。主要評価項目であるPFSはペムブロリズマブ群で有意に延長していた。（中央値10.3ヵ月 vs 6.0ヵ月，ハザード比：0.50, 95%信頼区間0.37-0.68, p<0.001）。

- 特記すべきはプラチナ併用療法群で80%程度のクロスオーバーがみられたにも関わらず，OSもペムブロリズマブ群で有意に延長していた点である（中央値は両群で未到達，12ヵ月生存率69.9% vs 54.3%，ハザード比0.60, 95%信頼区間0.41-0.89, p=0.005）。
- 2017年の米国腫瘍学会ではKEYNOTE-024試験の中間フォローアップ期間19.1ヵ月の長期フォローデータが発表され，やはりOSはペムブロリズマブ群で有意に長かった（中央値未到達 vs 14.5ヵ月，ハザード比0.63, 95%信頼区間0.46-0.88, p=0.003）（図1）[3]。
- この理由は明確ではないが，ペムブロリズマブの第Ⅰ相試験でも前化学療法の有無によってPFSが大きく異なることが示されており（中央値6.0ヵ月 vs 3.0ヵ月），長期フォローアップ報告においても，初回治療群のOSは既治療群よりも著明に長かった（中央値22.3ヵ月 vs 10.5ヵ月）[4]（図2）。
- 治療効果はその時期によって影響されることが示唆されている。

二次治療以降における単剤治療の最適な使用タイミング

- 既治療の進行非小細胞非扁平上皮癌を対象にニボルマブとドセタキセルを比較した試験として第Ⅲ相試験CheckMate 057試験がある[5]。本試験においてもニボルマブは主要評価項目であるOSを有意に延長した（中央値12.2ヵ月 vs 9.4ヵ月，ハザード比：0.73，96％信頼区間：0.59-0.89，p＝0.002）。一方で，PFSの生存曲線からはそのメリットを得られる患者の割合が一次治療よりは少ないことが示唆される。

- また，本試験の追加解析が世界肺癌学会で発表されているが[6]，ニボルマブ群で3ヵ月以内に死亡した患者の臨床背景として，前治療の最良効果がPDであったもの，前治療からニボルマブ開始までが3ヵ月以内であること，転移臓器数が多いことなどを挙げている。

- このように，PD-L1強陽性にenrichした一次治療と異なり，二次治療以降における免疫チェックポイント阻害薬の最適な使用時期は明確ではないが，臨床背景なども参考にして治療にあたることも必要である。

初回治療における併用療法の結果からみる，最適な使用タイミング

- 免疫チェックポイント阻害薬については，効果の上乗せを狙った併用が多く試みられている。免疫チェックポイント阻害薬同士の併用や殺細胞性抗がん薬との併用が試みられており，いずれも免疫チェックポイント阻害薬単剤で効果の低い対象集団への適応も期待されている。

- KEYNOTE-021試験コホートGはカルボプラチン（CBDCA）＋ペメトレキセド（PEM）＋ペムブロリズマブとCBDCA＋PEMを比較した第Ⅱ相試験であるが，主要評価項目である奏効率は試験治療群で高かった（56.7％ vs 31.7％，p＝0.0029）。

- 当初の発表では試験治療群でPFSの延長は示されているものの，CBDCA＋PEM群の63％が後治療後治療で免疫チェックポイント阻害薬を使用したこともあって，OSは同等とされていた。しかし，2017年に欧州臨床腫瘍学会で発表された追加報告では，試験治療群でOSが延長する傾向が示されている（中央値未到達 vs 20.9ヵ月，ハザード比：0.59，95％信頼区間：0.34-1.05，P＝0.03（**図3**））[7]。

- この結果は第Ⅱ相試験であるが，その後に行われたアテゾリズマブの第Ⅲ相試験IMpower150試験（NCT02366143）でも，CBDCA＋パクリタキセル（PAC）＋ベバシズマブ（BEV）＋アテゾリズマブはCBDCA＋PAC＋BEVに対して主要評価項目のひとつであるPFSを有意に延長したことが報告された（**図4**）[8]。

- これらの結果は，今後主流になる可能性が高い免疫チェックポイント阻害薬の併用において，治療早期が最適な使用時期であることを示している。

- その他にも進行非小細胞非扁平上皮癌に対する一次治療でのニボルマブとイピリムマブ（抗CTLA-4抗体）の併用を検証するCheckMate 227試験（NCT02477826）や，進行非小細胞非扁平上皮癌，EGFR遺伝子変異陽性例でEGFR-TKI使用後に，ニボルマブとイピリムマブの併用療法の有効性を検討する第Ⅲ相試験CheckMate 722試験（NCT0286425）も現在行われており，免疫チェックポイント阻害薬の併用にも期待が集まっている。

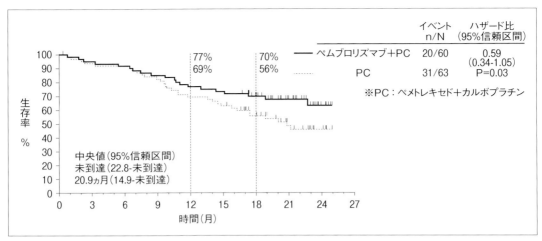

図3 KEYNOTE-021試験 コホートGの全生存期間データ　　（文献7）より引用一部改変）

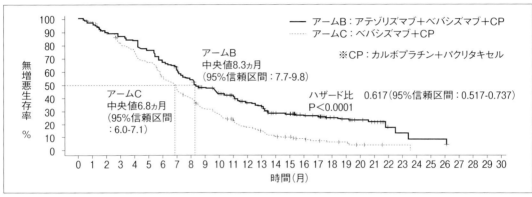

図4 IMpower150試験 遺伝子変異陰性患者の無増悪生存期間データ　　（文献8）より引用一部改変）

免疫チェックポイント阻害薬の使用タイミング

- 以上，非小細胞肺癌における免疫チェックポイント阻害薬の使用タイミングについて考察した．多くのセッティングで治療早期に使用することが望ましいことが示されている．
- 今後，Mutation burdenなどの他の効果予測因子の臨床導入や免疫チェックポイント阻害薬同士の併用などの結果が待たれる．

文　献

1) Inoue A, Kobayashi K, Maemondo M et al : Updated overall survival results from a randomized phase III trial comparing gefitinib with carboplatin-paclitaxel for chemo-naïve non-small cell lung cancer with sensitive EGFR gene mutations (NEJ002). Ann Oncol 24 (1) : 54-59 (2013)

2) Reck M, Rodriguez-Abreu D, Robinson AG et al : Pembrolizumab versus Chemotherapy for PD-L1-Positive Non-Small-Cell Lung Cancer. N Engl J Med 375 : 1823-1833 (2016)

3) Brahmer JR et al : Progression after the next line of therapy (PFS2) and updated OS among patients (pts) with advanced NSCLC and PD-L1 tumor proportion score (TPS)≥50% en-

rolled in KEYNOTE-024. J Clin Oncol 35：2017（suppl；abstr 9000）2017 ASCO Annual Meeting.
4）Leighl NB et al：KEYNOTE-001：3-year overall survival for patients with advanced NSCLC treated with pembrolizumab. J Clin Oncol 35, 2017（suppl；abstr 9011）2017 ASCO Annual Meeting.
5）Borghaei H et al：Nivolumab versus Docetaxel in Advanced Nonsquamous Non-Small-Cell Lung Cancer. N Engl J Med 373：1627-1639（2015）
6）Peters S et al：Analysis of Early Survival in Patients with Advanced Non-Squamous NSCLC Treated with Nivolumab vs Docetaxel in CheckMate 057. World Conference on Lung Cancer 2016, Abstruct OA03.05.
7）Borghaei H et al：Updated results from KEYNOTE-021 cohort G：A randomized, phase 2 study of pemetrexed and carboplatin（PC）with or without pembrolizumab（pembro）as first-line therapy for advanced nonsquamous NSCLC. ESMO 2017 Congress.
8）Reck M et al：Primary PFS and safety analyses of a randomised Phase III study of carboplatin ＋ paclitaxel ＋／－ bevacizumab, with or without atezolizumab in 1L non-squamous metastatic NSCLC（IMpower150）. ESMO Immuno Oncology Congress 2017

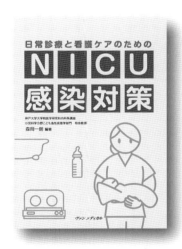
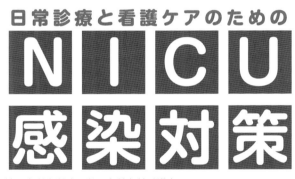

特集　免疫チェックポイント阻害薬によるがん治療

6．免疫チェックポイント阻害薬単剤療法と併用療法
—その効果

水上拓郎[*1]・中島貴子[*2]

*聖マリアンナ医科大学臨床腫瘍学講座　[1]助教，[2]教授

View Points !

▶免疫チェックポイント阻害薬は，多くのがん種で有効性を示し承認を取得しているが，単剤療法の有効性は未だ十分でない。

▶化学療法，分子標的治療薬，免疫チェックポイント阻害薬との併用療法の開発が行われ，高い有効性が報告されている。

▶併用療法の問題点として，有害事象の増加が挙げられる。

● がん免疫応答に関連する分子を標的とする治療は，古くは19世紀末のコーリートキシンの開発に端を発し，表在性膀胱がんに対する BCG 療法のような応用例もあるものの，長らく成功に結びつけることができていなかった[1,2]。しかし，このがん免疫応答機構のうち，免疫チェックポイント分子と呼ばれる CTLA-4 （cytotoxic T-lymphocyte-associated antigen 4）や PD-1などの免疫抑制分子をモノクローナル抗体で阻害することにより，抗腫瘍活性を増強させる試みが大きな成功を収め，これら抗体薬を中心とした治療開発が目覚しい[3~5]。

● 本稿では免疫チェックポイント阻害薬の治療開発の現況について，固形がんを中心とした免疫チェックポイント阻害薬の臨床試験を概説するとともに，それらからみえる単剤療法および併用療法の可能性および問題点について考察する。

■ 免疫チェックポイント阻害薬単剤療法の有効性

● 免疫チェックポイント阻害薬は，本邦および米国において多くのがん種に対して承認を取得し，本邦では未承認である atezolizumab および durvalumab を含め，2017年12月現在で6種が承認されている（**表1**）。

● これまで多くのがん種において免疫チェックポイント阻害薬単剤療法の開発が行われてきたが，標準治療に不応または不耐の進行胃がんを対象としたニボルマブのプラセボ対照ランダム化第Ⅲ相試験である AT-TRACTION-02試験では，奏効割合は11.2%であるなど，単剤療法での有効性は決して高いとは言えない（**表2**）[6]。

● がん種横断的な有効性の違いは，遺伝子変異数が寄与している可能性などが議論されているが，未だ明らかではない[7]。

● より高い有効性を求め，バイオマーカーの検討も行われている。PD-L1 発現陽性の

臨床腫瘍プラクティス　Vol. 14　No. 1　2018

表1　免疫チェックポイント阻害薬単剤療法の承認状況（2017年12月時点）

標的分子	免疫チェックポイント阻害薬	が　ん　種	承認状況	
			PMDA	FDA
PD-1	ニボルマブ	悪性黒色腫	●	●
		非小細胞肺癌	●	●
		腎細胞がん	●	●
		古典的ホジキンリンパ腫	●	●
		頭頸部がん	●	●
		胃がん	●	
		尿路上皮がん	●	●
		肝細胞がん		●
	ペムブロリズマブ	悪性黒色腫	●	●
		非小細胞肺癌	●	●
		古典的ホジキンリンパ腫	●	●
		尿路上皮がん	●	●
		MSI-high もしくは dMMR固形がん		●
		胃がん		●
PD-L1	atezolizumab	尿路上皮がん		●
		非小細胞肺癌		●
	アベルマブ	尿路上皮がん		●
		メルケル細胞がん	●	●
	durvalumab	尿路上皮がん		●
		非小細胞肺癌		●
CTLA-4	イピリムマブ	悪性黒色腫	●	●

PMDA：医薬品医療機器総合機構　／　FDA：アメリカ食品医薬品局

切除不能な進行・再発の非小細胞肺癌患者におけるペムブロリズマブとドセタキセルの有効性および安全性を比較した KEYNOTE-010試験や，化学療法未治療の EGFR 遺伝子変異陰性，ALK 融合遺伝子陰性かつ PD-L1 高発現の進行および再発非小細胞肺癌患者におけるペムブロリズマブとプラチナ製剤を含む化学療法の有効性および安全性を比較した KEYNOTE-024試験における「免疫組織化学染色による PD-L1 の腫瘍細胞における陽性割合」のように，治療効果予測因子として確立され

臨床応用されているものもある。

● 一方で，同じ PD-L1 発現陽性非小細胞肺癌を対象としたニボルマブの第Ⅲ相試験である CheckMate 026試験ではニボルマブ単剤療法が化学療法群に比べて無増悪生存期間（PFS）を延長できないなど，抗体薬による違いや免疫染色用の抗体の違いなども含めさらなる検討が必要である[8~10]。

● 各抗体薬のコンパニオン体外診断薬として開発されている免疫染色用の抗体については，肺がんにおける抗体SP142など例外はあるものの，概ね一致することが報告され

表2 免疫チェックポイント阻害薬の主な臨床試験

	試験名	相	治療ライン	標的分子	対 象
悪性黒色腫	CheckMate 067	III	一次	PD-1	
	KEYNOTE-002	II	二次	PD-1	
	MDX010-020	III	二次	CTLA-4	
非小細胞肺癌	CheckMate 017	III	二次	PD-1	
	CheckMate 057	III	二次	PD-1	
	KEYNOTE-024	III	一次	PD-1	PD-L1 expression on at least 50% of tumor cells
	KEYNOTE-010	II/III	二次	PD-1	PD-L1 expression on at least 1% of tumor cells
腎細胞がん	CheckMate 025	III	二次	PD-1	
胃がん	ATTRACTION-02	III	三次	PD-1	
メルケル細胞がん	Javelin Merkel 200	II	二次	PD-L1	
尿路上皮がん	KEYNOTE-045	III	二次	PD-1	

ている[11,12]。

● 免疫チェックポイント阻害薬単剤療法の臨床効果予測のための治療効果因子の同定は，各がん種において単剤療法のさらなる有効性を得るために喫緊の課題であり，腫瘍細胞もしくは免疫細胞における PD-L1 発現，遺伝子変異数（mutation load）もしくは遺伝子変異由来抗原（neoantigen），免疫関連遺伝子発現シグナチャーなど多くの検討が行われているが，治療効果予測因子を用いた enrich population の絞り込みにより，単剤療法の高い有効性が得られる

治　　療	患者数	奏効割合（%）	無増悪生存期間中央値, 月（P 値）	全生存期間中央値，月（P 値）
ニボルマブ	316	43.7	6.9（P＜0.001）	37.6（P＜0.001）
ニボルマブ＋イピリムマブ	314	57.6	11.5（P＜0.001）	Not reached（P＜0.001）
イピリムマブ	315	19.0	2.9	19.9
ペムブロリズマブ（2 mg/kg）	180	21	2.9（P＜0.0001）	13.4（P＝0.12）
ペムブロリズマブ（10mg/kg）	181	25	3.0（P＜0.0001）	14.7（P＝0.01）
標準化学療法	179	4	2.8	11.0
イピリムマブ＋gp-00	403	5.7	2.8	10.0（P＜0.001）
イピリムマブ	137	10.9	2.9	10.1（P＝0.003）
gp100	136	1.5	2.8	6.4
ニボルマブ	135	27	3.5	9.2
ドセタキセル	137	12 P＝0.008	2.8 HR＝0.62，P＜0.001	6.0 HR＝0.59，P＜0.001
ニボルマブ	292	19	2.3	12.2
ドセタキセル	290	12 P＝0.02	4.2 HR＝0.92，P＝0.39	9.4 HR＝0.73，P＝0.002
ペムブロリズマブ（200mg/body）	154	44.8	10.3	80.2%
標準化学療法	151	27.8	6.0 HR＝0.50，P＜0.001	72.4% HR＝0.60，P＝0.005 （survival rate at 6 months）
ペムブロリズマブ（2 mg/kg）	344	62	3.9（P＝0.07）	10.4
ペムブロリズマブ（10mg/kg）	346	64	4.0（P＝0.004）	12.7
ドセタキセル	343	32 P＜0.001	4.0	8.5 P＜0.001
ニボルマブ	410	25	4.6	25
エベロリムス	411	5 P＜0.001	4.4 HR＝0.88，P＝0.11	19.6 HR＝0.73，P＝0.002
ニボルマブ	330	11.2	1.6	5.3
プラセボ	163	0	1.5 H＝0.60，P＜0.0001	4.1 HR＝0.63，P＜0.0001
アベルマブ	88	31.8	2.7 （95%CI 1.4-6.9）	11.3 （95%CI 7.5-14.0）
ペムブロリズマブ	270	21.1	2.1	10.3
標準化学療法	272	11.4 P＝0.001	3.3 HR＝0.98，P＝0.42	7.4 HR＝0.73，P＝0.002

かはいずれのがん種においても未だ不透明であり，後述する併用療法の開発に期待が寄せられている[13~17]。

免疫チェックポイント阻害薬の併用療法

● 免疫チェックポイント阻害への併用療法には，大きく分けて2つのアプローチがあるとされる[18~20]。

臨床腫瘍プラクティス　Vol. 14 No. 1 2018

表3　進行中の主な免疫チェックポイント阻害薬併用療法の第Ⅲ相試験

免疫チェックポイント阻害薬	がん種	試　験　名	対象（組織型ほか）	病期	治療ライン
ニボルマブ	皮膚	CheckMate 915	悪性黒色腫	III/IV	術後
		—	悪性黒色腫	III/IV	一次
	肺	CheckMate 227	非小細胞肺癌	IV	一次
		CheckMate 955	非小細胞肺癌	IV	一次
		CheckMate 722	非小細胞肺癌	IV	二次
		CheckMate 451	小細胞肺癌	ED	維持
	食道	CheckMate 648	扁平上皮癌，腺扁平上皮癌	IV	一次
	胃	ATTRACTION-04	—	IV	一次
		ATTRACTION-05	—	II/III	術後
		CheckMate 649	—	IV	一次
	腎	CheckMate 914	—	II-IV	術後
		CheckMate 214	明細胞癌	IV	一次
		CheckMate 9 ER	明細胞癌，肉腫様癌	IV	一次
ペンブロリズマブ	肺	KEYNOTE-407	非小細胞肺癌（Sq）	IV	一次
		KEYNOTE-189	非小細胞肺癌（non-Sq）	IV	一次
		KEYNOTE-604	小細胞肺癌	ED	一次
	食道	KEYNOTE-590	扁平上皮癌，腺癌	IV	一次
	胃	KEYNOTE-062	—	IV	一次
	乳腺	KEYNOTE-522	Triple Negative	II/III	術前
		KEYNOTE-355	Triple Negative	IV	一次
	腎	KEYNOTE-426	明細胞癌，肉腫様癌	IV	一次
atezolizumab	肺	IMpower130	非小細胞肺癌（non-Sq）	IV	一次
		IMpower131	非小細胞肺癌（Sq）	IV	一次
		IMpower132	非小細胞肺癌（non-Sq）	IV	一次
		IMpower150	非小細胞肺癌（non-Sq）	IV	一次
		IMpower133	小細胞肺癌	ED	一次
	乳腺	Impassion031	Triple Negative	II/III	術前
		Impassion130	Triple Negative	IV	一次
		Impassion131	Triple Negative	IV	一次
	大腸	ATOMIC	MSI-high/dMMR	III	術後
		COMMIT	MSI-high/dMMR	IV	一次
		COTEZO IMblaze370	—	IV	三次以降
	尿路上皮	IMvigor130	—	IV	一次
	腎	IMmotion151	明細胞癌，肉腫様癌	IV	一次
durvalmab	肺	ARCTIC	非小細胞肺癌	III/IV	三次以降
		NEPTUNE	非小細胞肺癌	IV	一次
		POSEIDON	非小細胞肺癌	IV	一次
		MYSTIC	非小細胞肺癌	IV	一次
		CAURAL	非小細胞肺癌	IV	二次以降
		CASPIAN	小細胞肺癌	ED	一次
アベルマブ	腎	Javelin Renal 101	明細胞癌	IV	一次
イピリムマブ	皮膚	NIBIT-M 2	脳転移を有する悪性黒色腫	IV	一次
PDR001（抗 PD-1抗体）	皮膚	—	*BRAF* 遺伝子変異陽性悪性黒色腫	IV	一次

併 用 療 法	対 照	Clinical Trial.gov ID
イピリムマブ	—	NCT03068455
BMS-986205 （IDO 1 阻害剤）	—	NCT03329846
イピリムマブ/プラチナ併用化学療法	プラチナ併用化学療法	NCT02477826
イピリムマブ	—	NCT03048136
イピリムマブ/プラチナ併用化学療法	プラチナ併用化学療法	NCT02864251
イピリムマブ	プラセボ	NCT02538666
イピリムマブ/5-FU＋シスプラチン	5-FU＋シスプラチン	NCT03143153
SOX/XELOX	プラセボ＋SOX/XELOX	NCT02746796
S-1/XELOX	プラセボ＋S-1/XELOX	NCT03006705
イピリムマブ/mFOLFOX6/XELOX	mFOLFOX6/XELOX	NCT02872116
イピリムマブ	プラセボ	NCT03138512
イピリムマブ	スニチニブ	NCT02231749
カボザンチニブ/カボザンチニブ＋イピリムマブ	—	NCT03141177
標準化学療法	プラセボ＋標準化学療法	NCT02775435
標準化学療法	プラセボ＋標準化学療法	NCT02578680
エトポシド＋シスプラチン/カルボプラチン	プラセボ＋エトポシド＋シスプラチン/カルボプラチン	NCT03066778
5-FU＋シスプラチン	5-FU＋シスプラチン	NCT03189719
5-FU＋シスプラチン	プラセボ＋5-FU＋シスプラチン	NCT02494583
標準化学療法	プラセボ＋標準化学療法	NCT03036488
標準化学療法	プラセボ＋標準化学療法	NCT02819518
アキシチニブ	スニチニブ	NCT02853331
nab-パクリタキセル＋カルボプラチン	プラセボ＋nab-パクリタキセル＋カルボプラチン	NCT02367781
パクリタキセル/nab-パクリタキセル＋カルボプラチン	nab-パクリタキセル＋カルボプラチン	NCT02367794
ペメトレキセド＋シスプラチン/カルボプラチン	ペメトレキセド＋シスプラチン/カルボプラチン	NCT02657434
パクリタキセル＋カルボプラチン±ベバシズマブ	パクリタキセル＋カルボプラチン±ベバシズマブ	NCT02366143
エトポシド＋カルボプラチン	プラセボ＋エトポシド＋カルボプラチン	NCT02763579
標準化学療法	プラセボ＋標準化学療法	NCT03197935
nab-パクリタキセル	プラセボ＋nab-パクリタキセル	NCT02425891
パクリタキセル	プラセボ＋パクリタキセル	NCT03125902
mFOLFOX 6	mFOLFOX6	NCT02912559
mFOLFOX6＋ベバシズマブ	mFOLFOX6＋ベバシズマブ	NCT02997228
コビメチニブ	レゴラフェニブ	NCT02788279
プラチナ併用化学療法	プラセボ＋プラチナ併用化学療法	NCT02807636
ベバシズマブ	スニチニブ	NCT02420821
トレメリムマブ	標準化学療法	NCT02352948
トレメリムマブ	標準化学療法	NCT02542293
トレメリムマブ＋標準化学療法	標準化学療法	NCT03164616
トレメリムマブ	標準化学療法	NCT02453282
オシメルチニブ	オシメルチニブ	NCT02454933
エトポシド＋シスプラチン/カルボプラチン±トレメリムマブ	エトポシド＋シスプラチン/カルボプラチン	NCT03043872
アキシチニブ	スニチニブ	NCT02684006
フォテムスチン （アルキル化薬）	ニボルマブ	NCT02460068
ダブラフェニブ＋トラメチニブ	ダブラフェニブ＋トラメチニブ	NCT02967692

- ひとつは「non-T cell inflamed」な腫瘍を，免疫抑制細胞，骨髄由来樹状細胞，抑制性B細胞などを含む免疫細胞の浸潤に代表されるような「T cell inflamed」な腫瘍へと転換させるアプローチで，ワクチン，T-VEC などの腫瘍溶解性ウイルス，共刺激分子（co-stimulatory分子），キメラ抗原受容体（CAR）を用いた遺伝子改変T細胞療法，悪性黒色腫における BRAF および MEK 阻害や肺がんにおける ALK 阻害などの分子標的阻害，放射線および殺細胞性抗がん薬や免疫チェックポイント阻害薬の併用療法がこれにあたる。

- 一方，IDO 阻害，TGF-β 阻害，制御性T細胞の抑制などについては，「T cell inflamed」な腫瘍の周囲の微小環境における腫瘍免疫抑制系を阻害することにより免疫チェックポイント阻害薬の有効性を高める可能性があるとされ，血管新生阻害薬や IDO 阻害薬，また制御性T細胞を抑制するような 5-FU，パクリタキセルやシスプラチンなどの殺細胞性抗がん薬との併用療法の開発が行われている（**表3**）。

- ニボルマブおよびイピリムマブの併用療法は，悪性黒色腫を対象とした ONO-4538-17試験（JapicCTI-153108）および CheckMate 067試験[21, 22]，腎細胞がんを対象とした CheckMate 214試験[23]において，それぞれ腫瘍免疫における T 細胞のプライミングおよびエフェクターフェイズである PD-1 経路および CTLA-4 経路の阻害が OS を延長させることを示している。これを受け，現在ニボルマブおよびイピリムマブの併用療法は本邦でも根治切除不能な悪性黒色腫に対して承認申請が行われている。

- 分子標的治療薬との併用は悪性黒色腫および非小細胞肺癌などで先行し検討されてい

る。未治療の進行非扁平上皮非小細胞肺癌を対象とした第Ⅲ相試験である IMpower150試験（NCT02366143）では，atezolizumab と化学療法および血管新生阻害薬であるベバシズマブの併用療法群が，化学療法およびベバシズマブ併用療法群に比べ PFS を延長したこと（8.3ヵ月 vs.6.8ヵ月，HR＝0.62，95％CI 0.52-0.74，$P < 0.0001$），また未治療の腫瘍細胞における PD-L1 発現1％以上の進行腎細胞がんを対象として atezolizumab とベバシズマブ併用療法がスニチニブに比べ PFS を延長したこと（IMmotion151試験，NCT02420821）がプレスリリースとして報告されている。

- 悪性黒色腫，小細胞肺癌や肺扁平上皮癌では殺細胞性抗がん薬への免疫チェックポイント阻害薬の上乗せ効果は示されておらず[3, 24, 25]，これらの結果ががん種や組織型による違いであるのかどうかを含めさらなる検討が必要であるが，現在各がん種で行われている化学療法への免疫チェックポイント阻害薬の上乗せを検討した臨床試験の結果や，大腸がんや腎細胞がんで行われている免疫チェックポイント阻害薬と分子標的治療薬の併用療法の臨床試験の結果に期待したい。

- 免疫チェックポイント阻害薬の併用，もしくは分子標的治療薬を含む化学療法との併用の開発が先行しているが，その他の抗体医薬や大腸がんで検討が行われている放射線治療などとの併用も併せ，その開発はこれまで同様に著しい速さで進んでいくものと思われる。

併用療法による有害事象頻度の増加と対応

- 免疫チェックポイント阻害薬の併用療法の開発の最大の問題点は，併用による有害事

象頻度の増加であると考えられる。

- 悪性黒色腫を対象とした CheckMate 067 試験では，ニボルマブまたはイピリムマブ単剤療法に比べ，併用群で高い有効性とともに有害事象頻度の増加を認めている。

- 悪性黒色腫を対象とした第Ⅰ相から第Ⅲ相までの CA209-004試験，CheckMate 069 試験および CheckMate 067試験の3つの試験におけるニボルマブとイピリムマブの併用療法の安全性に関するプール解析が報告されており，grade 3 以上の治療関連有害事象および免疫関連有害事象（immune-related adverse event：irAE）の頻度はそれぞれ55.4％，41.5％と単剤療法で認められる有害事象の頻度に比べ高かった[25~27]。

- 上記の試験で，448例中4例の治療関連死亡が報告されていることから，免疫チェックポイント阻害薬の併用療法については得られる有効性と比較して慎重に評価せざるを得ない。また，化学療法との併用においても，irAE だけではなく治療関連有害事象の頻度および重症度が高くなることが報告されており，留意する必要がある[3,22]。

- 悪性黒色腫に対するニボルマブ単剤療法においては重症度に関わらず irAE を認めた症例における客観的奏効割合は irAE を認めなかった症例に比べ高く（48.6％vs. 17.8％，$P < 0.001$），また irAE がより多く認められた症例（≧3）においてはさらに高い奏効割合を認めており，これはイピリムマブの臨床試験においても同様の傾向が認められている[26,28,29]。

- 同試験で irAE により併用療法を中止された症例においても，継続例と同等の有効性を認めたとの報告もあり，現在行われている併用療法の臨床試験の結果を待ちたい[30]。

■ おわりに

- 免疫チェックポイント阻害薬による irAE は，これまでの殺細胞性抗がん薬もしくは既存の分子標的治療薬による有害事象と比べ，その発生臓器の多彩さや発現時期が大きく異なるため，臓器別の治療を行う診療科においては未だに苦慮することが多い[26,31]。

- 治療開発だけでなく，irAE において重要とされる早期発見および早期治療を達成できるチーム医療などの体制を整えながら，免疫チェックポイント阻害薬の治療が併用療法も含めてさらに安全に，有効なものとなることに期待したい[32]。

文　献

1） Wiemann B, Starnes CO：Coley's toxins, tumor necrosis factor and cancer research：a historical perspective. Pharmacol Ther **64**：529-564（1994）

2） Old LJ, Clarke DA, Benacerraf B：Effect of Bacillus Calmette-Guerin infection on transplanted tumours in the mouse. Nature **184**（Suppl 5）：291-292（1959）

3） Robert C, Thomas L, Bondarenko I et al：Ipilimumab plus dacarbazine for previously untreated metastatic melanoma. N Engl J Med **364**：2517-2526（2011）

4） Brahmer JR, Tykodi SS, Chow LQ et al：Safety and activity of anti-PD-L1 antibody in patients with advanced cancer. N Engl J Med **366**：2455-2465（2012）

5） Topalian SL, Hodi FS, Brahmer JR et al：Safety, activity, and immune correlates of anti-PD-1 antibody in cancer. N Engl J Med **366**：2443-2454（2012）

6） Kang YK, Boku N, Satoh T et al：Nivolumab in patients with advanced gastric or gastro-oesophageal junction cancer refractory to, or intolerant of, at least two previous chemotherapy regimens（ONO-4538-12. ATTRAC-TION-2）：a randomised, double-blind, placebo-controlled, phase 3 trial. Lancet（2017）

7）Yarchoan M, Johnson BA 3rd, Lutz ER et al：Targeting neoantigens to augment antitumour immunity. Nat Rev Cancer **17**：569（2017）

8）Herbst RS, Baas P, Kim DW et al：Pembrolizumab versus docetaxel for previously treated, PD-L1-positive, advanced non-small-cell lung cancer（KEYNOTE-010）：a randomised controlled trial. Lancet **387**：1540-1550（2016）

9）Reck M, Rodriguez-Abreu D, Robinson AG et al：Pembrolizumab versus Chemotherapy for PD-L1-Positive Non-Small-Cell Lung Cancer. N Engl J Med **375**：1823-1833（2016）

10）Carbone DP, Reck M, Paz-Ares L et al：First-Line Nivolumab in Stage IV or Recurrent Non-Small-Cell Lung Cancer. N Engl J Med **376**：2415-2426（2017）

11）Sunshine JC, Nguyen PL, Kaunitz GJ et al：PD-L1 Expression in Melanoma：A Quantitative Immunohistochemical Antibody Comparison. Clin Cancer Res **23**：4938-4944（2017）

12）Hirsch FR, McElhinny A, Stanforth D et al：PD-L1 Immunohistochemistry Assays for Lung Cancer：Results from Phase-1 of the Blueprint PD-L1 IHC Assay Comparison Project. J Thorac Oncol **12**：208-222（2017）

13）Garon EB, Rizvi NA, Hui R et al：Pembrolizumab for the treatment of non-small-cell lung cancer. N Engl J Med **372**：2018-2028（2015）

14）Rizvi NA, Hellmann MD, Snyder A et al：Cancer immunology. Mutational landscape determines sensitivity to PD-1 blockade in non-small cell lung cancer. Science **348**：124-128（2015）

15）Le DT, Uram JN, Wang H et al：PD-1 Blockade in Tumors with Mismatch-Repair Deficiency. N Engl J Med **372**：2509-2520（2015）

16）Van Allen EM, Miao D, Schilling B et al：Genomic correlates of response to CTLA-4 blockade in metastatic melanoma. Science **350**：207-211（2015）

17）Chen J et al：Predictive immune biomarker signatures in the tumor microenvironment of melanoma metastases associated with tumor-infiltrating lymphocyte（TIL）therapy. J Immunother Cancer **2**（Suppl 3）：243（2014）

18）Sharma P, Allison JP：Immune checkpoint targeting in cancer therapy：toward combination strategies with curative potential. Cell **161**：205-214（2015）

19）Ott PA, Hodi FS, Kaufman HL et al：Combination immunotherapy：a road map. J Immunother Cancer **5**：16（2017）

20）Chen DS, Mellman I：Elements of cancer immunity and the cancer-immune set point. Nature **541**：321-330（2017）

21）Larkin J, Chiarion-Sileni V, Gonzalez R et al：Combined Nivolumab and Ipilimumab or Monotherapy in Untreated Melanoma. N Engl J Med **373**：23-34（2015）

22）Wolchok JD, Chiarion-Sileni V, Gonzalez R et al：Overall Survival with Combined Nivolumab and Ipilimumab in Advanced Melanoma. N Engl J Med **377**：1345-1356（2017）

23）Escudier B, Tannir N, McDermott DF et al：CheckMate 214：Efficacy and safety of nivolumab + ipilimumab vs sunitinib for treatment-naïve advanced or metastatic renal cell carcinoma, including IMDC risk and PD-L1 expression subgroups. ESMO 2017 Congress, #LBA5

24）Reck M, Luft A, Szczesna A et al：Phase Ⅲ Randomized Trial of Ipilimumab Plus Etoposide and Platinum Versus Placebo Plus Etoposide and Platinum in Extensive-Stage Small-Cell Lung Cancer. J Clin Oncol **34**：3740-3748（2016）

25）Govindan R, Szczesna A, Ahn MJ et al：Phase Ⅲ Trial of Ipilimumab Combined With Paclitaxel and Carboplatin in Advanced Squamous Non-Small-Cell Lung Cancer. J Clin Oncol **35**：3449-3457（2017）

26）Weber JS, Hodi FS, Wolchok JD et al：Safety Profile of Nivolumab Monotherapy：A Pooled Analysis of Patients With Advanced Melanoma. J Clin Oncol **35**：785-792（2017）

27）Sznol M, Ferrucci PF, Hogg D et al：Pooled Analysis Safety Profile of Nivolumab and Ipilimumab Combination Therapy in Patients With Advanced Melanoma. J Clin Oncol **35**：3815-3822（2017）

28) Sarnaik AA, Yu B, Yu D et al : Extended dose ipilimumab with a peptide vaccine : immune correlates associated with clinical benefit in patients with resected high-risk stage Ⅲ c/Ⅳ melanoma. Clin Cancer Res 17 : 896-906（2011）
29) Weber J, Thompson JA, Hamid O et al : A randomized, double-blind, placebo-controlled, phase Ⅱ study comparing the tolerability and efficacy of ipilimumab administered with or without prophylactic budesonide in patients with unresectable stage Ⅲ or Ⅳ melanoma. Clin Cancer Res 15 : 5591-5598（2009）
30) Hodi FS PM, Chesney JA et al : Overall survival in patients with advanced melanoma（MEL）who discontinued treatment with nivolumab（NIVO）plus ipilimumab（IPI）due to toxicity in a phase Ⅱ trial（CheckMate 069）. J Clin Oncol 34 :（suppl ; abstr 9518）（2016）
31) Postow MA : Managing immune checkpoint-blocking antibody side effects. Am Soc Clin Oncol Educ Book : 76-83（2015）
32) 塩川尚恵, 津田享志, 中島貴子：【免疫チェックポイント阻害薬 がん薬物療法の新時代】使用経験から学ぶ副作用マネジメント 免疫チェックポイント阻害薬副作用対策チームの実践（解説/特集）. 薬事59(12)：2449-2454(2017)

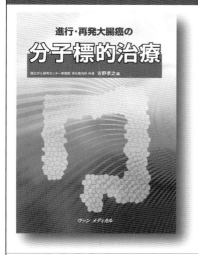

特集　免疫チェックポイント阻害薬によるがん治療

7．その症状は，がん免疫治療に特有の有害事象(irAE)か？具体的にどう対応するか？

田村孝雄*

*近畿大学医学部奈良病院腫瘍内科教授

View Points !

▶免疫チェックポイント阻害薬（ICI）の有害事象の主なものは免疫疾患関連有害事象（irAE）と呼ばれている。

▶irAE の病態は多彩で，従来がん治療と関わってこなかった診療科とも新たな連携の構築が必要。

▶irAE の多くはステロイドなどで適切な初期治療を行えばコントロール可能。

▶Oncologic emergency（腫瘍学的緊急疾患）に相当する有害事象があることを知り，特別の配慮が必要。

免疫チェックポイント阻害薬の有害事象の特徴

- 免疫チェックポイント阻害薬（ICI）の有害事象の主なものは，従来の抗がん薬によるものとはまるで異なる。その多くは自己免疫機序によるもので免疫疾患関連有害事象（irAE）と呼ばれている。

- irAE 対応の難しさは，症状が多彩で，各 irAE ごとの発現頻度は低く，どのような患者にいつ irAE が発現するか予想がつかない，予防ができない，ことなどによる。医師個人が直接経験できる irAE の種類が限られ，個々の医師の経験だけでは情報不足。

- チーム医療，医療関係者間の情報交換，インターネット等を通じるなどして多くの医療関係者で臨床経験を共有することが重要。

- 自己免疫機序に基づく神経障害や代謝障害も含まれており，今までがんを治療してきた医師が連携する機会が少なかった免疫内科，内分泌代謝内科，神経内科等とも新たな連携の構築が必要。

- いくつかの irAE は対応が遅れると致死的だが，プレドニゾロン等の副腎皮質ホルモン剤（ステロイド）の適切な初期治療を行えばコントロール可能であり，なおのこと迅速で適切な対応が求められる。

- irAE は早めにステロイドを使用した方が軽症ですむ場合が多く，病状が進展してからでは治療抵抗性になる傾向がある。一方で，一旦発症した irAE がいつまでも続き治療に難渋する場合もある。

- 発症後はチーム医療で迅速に対応できる機動力が鍵。

主な irAE とその診断

- irAE には，①すぐに対応しないと致死的で oncologic emergency（腫瘍学的緊急疾患）に相当するもの，②1〜3日ごとの対応で良いもの，③週ごとの対応で良いもの，の3つのグループにおおまかに分けられる。

表1 irAEの分類

対応の間隔は症状が落ち着いている場合の目安。いずれのirAEも症状が急速に増悪してくる場合は毎日診察，状況によってはoncologic emergencyになりうる。

	①すぐに対応しないと致死的でOncologic emergency（腫瘍学的緊急疾患）に相当	②1〜3日ごとの対応で良いもの	③週ごとの対応で良いもの
ⓐ頻度が比較的多い	間質性肺炎，インフュージョンリアクション	肝機能障害，消化器系障害（腸炎・下痢）	甲状腺機能障害，皮膚障害
ⓑ頻度がまれ	劇症1型糖尿病，重症筋無力症，心筋炎	1型糖尿病，横紋筋融解，筋炎，副腎機能低下	下垂体機能低下，末梢神経障害，腎機能障害，胆管炎，血球減少，脳炎

別の分類として，ⓐ頻度が比較的多くICIを投与する医師が熟知しておくべきものと，ⓑ頻度が稀ですぐ専門医の協力を仰げるようにしておくべきものに分けることもできる（**表1**）。

- 主なirAEの症状と注意点を**表2**にまとめた。
- ICIを投与する医師にとって大切なのは，起こりうるirAEを熟知して，発現すれば早く気づいて治療開始を遅らせないこと。
- irAEは軽微な症状から始まることも多く，忙しい診療の中で見逃しやすい。患者や家族への教育によりirAEの理解を促し早期発見に結びつける。医師以外の医療スタッフ等に協力してもらい，注意すべき症状を患者に十分説明し患者からの自己申告を促す。患者，家族は1回の説明だけでは理解できないことも多いので，繰り返し説明できる仕組みを整える。患者に副作用を記載した日記等を書いてもらって診察時に持参してもらうことも有用。
- 患者に事前に説明しておくべきirAEの症状を**表3**にまとめた。
- irAE発見のため定期的に検査した方が良い重要な検査として尿定性，全血算，血球分画，AST，ALT，γGTP，総ビリルビン，LDH，ALP，Cr，Na，K，Cl，血糖，CRP，SpO_2等がある。また，特殊な項目として

FT4，FT3，TSH，CKが挙げられる。

- 有害事象の発現時期には個人差があるが，皮膚障害がICI投与開始1〜2週間後で他のirAEより早い時期に発現する傾向がある。皮膚障害以外のirAEは少し遅れて投与後1〜2ヵ月後に発現するものが多い。
- 投与1年を過ぎてから発現したり，投与終了後しばらく経って初めて発現することもある。
- 投与後数日で発現した報告もあり，投与直後に発現するirAEは重篤化する傾向がある。
- 投与初期に重篤なirAEが発現しやすい傾向があり，投与後2ヵ月間ほどは毎週診察して経過観察する必要がある。
- 自己免疫疾患の合併や既往がある場合は増悪する可能性があり，既往歴のチェックが必要。潜在していた自己免疫疾患が顕在化したと思われるケースもある。
- irAE出現例の方が薬効も高い[4]。

■ irAEの治療

- irAEの治療の原則は多くのirAEに共通しており，図1のように，grade 1までの検査値の異常のみで無症状もしくはごく軽度の症状の場合はICIを休薬して経過観察。さらに症状が悪化すればステロイド開始，症状の重症度や経過に応じてステロイド増

表2　注意すべき irAE 一覧

従来の実臨床では必ずしも薬物投与前に測定しない項目だが，irAE 発症時の比較データ用として事前
TSH）心筋障害（心電図）などがある。

有害事象	症　状
脳炎・髄膜炎	頭痛，嘔吐，体の痛み，発熱，意識障害，痙攣，精神状態の変化
下垂体炎・ 下垂体機能低下	頭痛，視野障害，倦怠感，脱力，食欲不振，意識低下，多尿，無月経，乳汁分泌
甲状腺機能障害	機能亢進：頻脈，発汗，食欲亢進，下痢，手指振戦 機能低下：徐脈，倦怠感，活動性低下，耐寒能低下，抑うつ，嗄声，便秘，こむら返り
肝機能障害	食欲不振，疲労，悪心，嘔吐，発疹，右上腹部痛，発熱，黄疸，掻痒感
胆管炎・膵炎	胆道系肝酵素上昇，黄疸
1 型糖尿病	口渇，多飲，多尿，倦怠感，体重減少，悪心，嘔吐，腹痛，発熱，咽頭痛，脱水，発汗，アセトン臭，血圧低下，頻脈，意識障害。
副腎障害	頭痛，倦怠感，行動の変化，視野欠損，電解質異常，低血糖，体重の増減，便秘，寒気，悪心，嘔吐，食欲不振，下痢，便秘，脱水，脱力，低血圧
腎障害	尿量減少，暗色尿（赤褐色や褐色），浮腫，倦怠感，吐き気，食欲不振，たんぱく尿，体重変化，高血圧，貧血，発疹
腸炎	下痢，腹痛，粘血便
免疫性血小板減少症	鼻血，歯肉出血，下血，血尿，皮下出血（点状出血，紫斑），頭蓋内出血
溶血性貧血	息切れ，動悸，倦怠感，黄疸，脾腫
赤芽球癆	発熱，出血傾向，息切れ，動悸，倦怠感，発熱
静脈血栓塞栓症	肺血栓塞栓症：呼吸困難，頻呼吸，頻脈，冷汗，浮腫，意識障害，胸痛，発熱，血痰 深部静脈血栓症：患肢疼痛，圧痛，腫脹，皮膚色調変化
間質性肺炎	呼吸困難感，息切れ，発熱，乾性咳嗽，疲労
心筋炎・筋炎	悪寒，発熱，めまい，頭痛，倦怠感，胸痛，筋肉痛，筋力低下，筋萎縮，関節症状，嚥下障害，構音障害，不整脈，動悸，呼吸困難，咳，食欲低下，悪心，嘔吐，下痢，意識障害，浮腫
重症筋無力症	易疲労性筋力低下，眼瞼下垂，複視，嚥下障害，構音障害，呼吸困難
横紋筋融解症	筋肉痛，手足のしびれ，脱力感，赤褐色尿，急性腎不全，呼吸困難
末梢神経障害	感覚異常，知覚異常，しびれ，筋力低下，痛み，起立性低血圧，排尿障害
皮膚障害	全身の赤い斑点，皮膚乾燥，白斑，口内炎，粘膜炎，水疱，びらん，多形紅斑
関節炎	関節痛
ブドウ膜炎	眼の充血，霧視，羞明
涙液分泌低下	眼の乾燥
Infusion reaction	発熱，悪寒，ふるえ，掻痒感，発疹，高血圧，低血圧，めまい，頭痛，咳，呼吸困難，嘔気，嘔吐，多汗，倦怠感，頻脈，浮腫，ショック

に調べておいた方がよい項目として間質性肺炎のマーカーとして(KL-6, SP-D), 甲状腺機能異常(FT3, FT4,

特徴的な検査異常	類似・関連する自己免疫疾患	対応における注意点
	多発性硬化症, 自己免疫性内耳障害	
下垂体 MRI 異常所見		
低下症で FT3 低下, FT4 低下, TSH 上昇。TPOAb と TgAb は自己免疫性で上昇。亢進症で抗 TSH 受容体抗体陽性ならバセドウ病等, 陰性なら破壊性甲状腺炎。TSH と FT4 の両方低下は下垂体性の疑い。	バセドウ病, 橋本病, 原発性甲状腺機能低下症	副腎不全の併発による副腎クリーゼを避けるため甲状腺ホルモン投与前には ACTH とコルチゾール検査。
AST, ALT, ALP, 総ビリルビンなどが上昇。PT 延長。自己免疫性肝炎で抗核抗体, 抗平滑筋抗体, 抗 LKM-1 抗体等の陽性。	自己免疫性肝炎	自己免疫性ならステロイド奏効。
MRCP, CT 等で肝外胆管狭窄所見。ALP 上昇, γGTP 上昇。	原発性硬化性胆管炎（ステロイド無効）, IgG4 関連硬化性胆管炎（ステロイド有効）, 自己免疫性膵炎（IgG4 上昇）	
血糖上昇, 尿ケトン体陽性, 血中・尿中 CPR 低値, 抗 GAD 抗体陽性, 抗インスリン抗体陽性, 抗 IA-2 抗体陽性。劇症型では抗体陰性が多い。	1 型糖尿病	ただちに治療開始しなければ致死的な劇症型では HbA1c はあまり上がらない。ステロイドによる増悪注意。
下垂体性の場合, 血中コルチゾール低下, ACTH 低下。下垂体 MRI 異常所見。	アジソン病	急性副腎不全で低血糖による意識障害, 低血圧によるショック。
Cr 上昇, たんぱく尿陽性, 尿潜血陽性。	急速進行性糸球体腎炎 尿細管間質性腎炎	
CT で腸管壁肥厚, 腸液貯留。内視鏡で腸炎所見	潰瘍性大腸炎, クローン病,	ロペラミドの使用は控える。
血小板減少, 大型血小板出現, 血小板表面 IgG（PA-IgG）陽性 血小板関連抗原に対する抗体産生	巨赤芽球性貧血, 自己免疫性溶血性貧血 自己免疫性好中球減少症, 特発性血小板減少性紫斑病	難治例にはトロンボポエチン受容体作動薬, 大量免疫グロブリン, 血小板輸血。
クームス試験陽性	自己免疫性溶血性貧血	
網赤血球減少		
SpO2 低下, 血小板減少, フィブリノーゲン上昇, D ダイマー上昇, FDP 上昇, TAT 上昇, 造影 CT で血栓確認。	大動脈炎症候群, 抗リン脂質抗体症候群, 血管炎症候群	
呼吸音異常（ラ音）, SpO2 低下, KL-6 上昇, SP-A 上昇, SP-D 上昇, CT で診断。		気管内挿管管理準備。肺手術歴, 放射線照射歴, COPD 合併等肺障害の既往有り例で発症率が高い。
心筋炎：心雑音出現, CK-MB 高値, 心筋トロポニン T 高値, 心拡大, 心膜液貯留, 心壁肥厚, 心壁運動低下, 心電図 ST 上昇, 房室ブロック, 脚ブロック 筋炎：CK 上昇, アルドラーゼ高値, 抗 Jo-1 抗体陽性, ミオグロビン高値, 尿中ミオグロビン陽性, 筋電図筋原性変化陽性	多発性筋炎, 皮膚筋炎	大量免疫グロブリン療法。致死的な不整脈による突然死の可能性。重症筋無力症との鑑別が難しい上, 併発例もある。心筋梗塞との鑑別（心臓 MRI が有用）。
抗 AChR 抗体陽性, 抗 MuSK 抗体陽性, エドロフォニウムテスト陽性 筋電図 Waning 現象	重症筋無力症	ステロイド使用時の初期増悪あり。抗コリンエステラーゼ剤で治療。気管内挿管管理準備。筋炎との鑑別が難しい上, 併発例もある。
CK 高値, ミオグロビン高値, 尿中ミオグロビン高値		重症筋無力症との鑑別必要。
	ギラン・バレー症候群（ステロイド無効）	ギランバレー軸索型では抗ガングリオシド抗体上昇。
	強皮症, 天疱瘡, 類天疱瘡, 円形脱毛症, SLE, 線状 IgA 水疱症皮膚症, 後天性表皮水疱症, 尋常性白斑	ほとんどは軽症。水疱や粘膜疹を伴うと中毒性表皮壊死融解症（TEN）や皮膚粘膜眼症候群（Stevens-Johnson 症候群）へ進展する可能性。
	原田病, 自己免疫性視神経炎, ベーチェット病, サルコイドーシス	
	シェーグレン症候群	

表3 irAE を疑う自覚症状と可能性のある疾患

症　　　状	可能性のある疾患
発現すればすぐに病院に連絡して欲しい自覚症状	
少し動いただけでも息切れがする 咳がひどい 38度以上の発熱	間質性肺炎，心筋炎
強い胸痛	心筋炎
はげしい口渇 尿量の明らかな増加	劇症型1型糖尿病
物が2重に見える 瞼が下がる 日常生活に困るような筋力低下	重症筋無力症
受診時に必ず申告して欲しい自覚症状	
下痢，便の色の異常（赤い，黒い），腹痛	腸炎
便の色の異常（白い）	胆管炎
咳，息苦しさ	間質性肺炎
尿の色が濃い	肝機能障害，腎障害
頭痛	脳炎・髄膜炎，下垂体炎
だるさ，食欲低下，吐き気，発熱	多くの irAE の初期症状
筋肉痛	筋炎
胸痛	心筋炎
浮腫み	心筋炎，腎障害，静脈血栓塞栓症
発疹，かゆみ	皮膚障害，肝機能障害
しびれ，力の入りにくさ	末梢神経障害，重症筋無力症
血が止まりにくい，あざができる	血球減少
眼が見えにくい，まぶしい	ぶどう膜炎

量，それでも無効なら免疫抑制薬や病態特異的な治療を考慮するという流れになる。

- ステロイドの開始や増量のタイミング，初期投与量，免疫抑制薬の選択等は各 irAE ごとに微妙に異なるものが提案され始めており，対応には自己免疫疾患に関する知識と経験も必要で，専門医への相談が推奨される。
- インターネット等で ICI 関連の製薬会社等を中心に詳しい対応マニュアルがいくつか公開されており，これらを参照することも有用である。irAE アトラスのホームページ[1]ではかなり詳しく具体的な対策が記載されており，本稿でも参考にした。
- ステロイドの使用は ICI の効果に影響しないと報告されている[2]ので使用を躊躇しない。
- ステロイドの長期投与となることも多く，日和見感染症予防のための ST 合剤（スルファメトキサゾール・トリメトプリム）等の投与や B 型肝炎感染既往患者では免疫抑制・化学療法により発症する B 型肝炎対策ガイドラインに沿った肝炎再活性化リスクへの対応が必要。

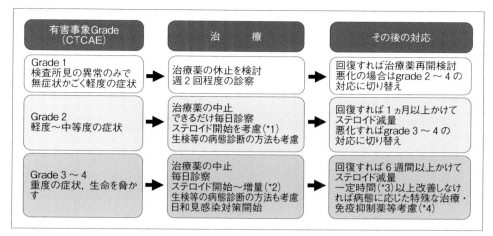

図1　irAEの治療の基本方針[1]
　＊1：プレドニゾロン換算で0.5〜1.0mg/kg/日
　＊2：プレドニゾロン換算で2.0〜4.0mg/kg/日
　＊3：間質性肺炎では48時間改善しなければ免疫抑制薬等も考慮，重度の下痢では3〜5日持続すればインフリキシマブを考慮。
　＊4：インフリキシマブ，シクロホスファミド，免疫グロブリン，ミコフェノール酸モフェチル等

Oncologic emergencyとなるirAEについて

- Oncologic emergencyに相当する有害事象があることを知り，特別の配慮が必要。これらは症状発現後24時間以内に致死的な状態に陥る可能性があるので，疑いがあればすぐに入院させ治療を開始すべき。
- Oncologic emergencyには劇症1型糖尿病，間質性肺炎，重症筋無力症，心筋炎などがある。これらは関連する自己免疫疾患と同様の病態をとるが，自然発症の場合と比べICIによる場合は軽症の初期症状から短時間のうちに重篤化する傾向がある。
- ステロイドが著効するので治療のタイミングさえ間違えなければ大事に至らない場合も多いことから，なおのこと決して見逃してはいけない。24時間以内に対応するためには，これらへの対処法をICIを投与する病院で当直を担当するすべての医師も知っておかなくてはならない。
- 普段がんの薬物療法を行っていない医師が当直を担当している病院では特別の配慮と教育が必要で，irAEの初期対応について一目で把握できるような当直医用の対応マニュアルが必要。当直医用のマニュアルはICIを投与する担当科医師向けのやや詳しいものとは区別し，すぐに対応が必要なirAEにだけ特化した，医師なら誰でも一目でわかるごく簡便なものを準備することが望ましい。
- ICI投与中の患者が何らかの症状を訴えて受診した場合，たとえ風邪のように軽微な症状であっても必ず血糖，尿糖，尿ケトン体，胸部レントゲン，SpO_2，心音聴診，徒手筋力テストを行い，いずれかに異常を認めた場合入院させて経過観察するように依頼しておくだけでもかなり急変のリスクを軽減できると思われる。

■ 各 irAE の特徴と注意点

1．糖尿病について

- 自己免疫機序による1型糖尿病として発症する。1型糖尿病はインスリンを合成する膵臓のβ細胞の破壊，消失によりインスリン分泌ができなくなって発症し，進行の速さにより，劇症1型，急性発症1型，緩徐進行1型に分類される。

- 中でも対応が急がれるのは劇症1型糖尿病で，症状発現後1週間程度でケトーシス等で昏睡に陥る可能性に対してである（劇症1型糖尿病診断基準：血糖値288mg/dL以上，HbA1c 8.7％未満，尿中Cペプチド10μg/日未満または空腹時血清Cペプチド0.3ng/mL未満かつグルカゴン負荷後または食後2時間血清Cペプチド0.5ng/mL未満）。

- 感冒様症状（発熱，咽頭痛など），上腹部痛，食欲低下，悪心・嘔吐などの非特異的な症状が初期症状である場合があり，時間外受診した場合，血糖，尿糖，尿ケトン体を必ず検査するよう当直医にも周知しておく。高血糖の自覚症状として口渇，多飲，多尿，体重減少，全身倦怠感，意識障害などにも注意。画像で膵腫大を認める場合もある。

- 劇症1型糖尿病は急な発症のため通常HbA1cはあまり上昇しないので，HbA1cで糖尿病の重症度を判断してはいけない。診断基準に合致すれば入院ですぐにインスリン投与と十分な水分補給，電解質補正をはじめる。元から2型糖尿病であっても1型糖尿病を合併することがあり，この場合の病態はさらに複雑。ICI投与前に糖尿病の有無を確認しておくことが大切。糖尿病専門医や内分泌専門医との連携が必要。

2．間質性肺炎

- 肺の間質に特異的な炎症が生じ，血液への酸素の取り込みができなくなって低酸素血症となる。局所における過剰な免疫反応と思われる。

- irAEの中で死亡の転帰をとるのは間質性肺炎が大部分を占めるため，最も有名で最も気をつけないといけないirAEといえる。一旦発症すると数日以内に人工呼吸器が必要なレベルの呼吸不全に陥るタイプのものがある。死亡例の50％以上は4週以内の発症で，早期の発症例で重症化しやすい[2]。

- 臨床病型は，①肺線維症（IPF），②非特異性間質性肺炎（INSIP），③器質化肺炎（COP），④急性間質性肺炎（AIP），⑤剥離性間質性肺炎（DIP），⑥呼吸細気管支炎を伴う間質性肺疾患（RB-ILD）などに分類される。

- 病型は多彩で鑑別診断が難しく，補助診断に経気管支的肺生検（TBLB）や気管支肺胞洗浄（BAL）（CD4/CD8比）が必要な場合もあり，呼吸器専門医との連携が必要。

- リスクファクターは60歳以上,肺がん,COPD等の肺疾患の既往，肺手術後，肺への放射線照射後，肺画像で炎症性変化の所見がみられる患者など[5]。潜在していた肺炎が急に悪化するケースもある。ICIの後の抗EGFR抗体薬投与で急に増悪する場合がある。

- 乾性咳嗽や発熱などの軽い感冒様症状で発症することも多く，意識して診察しないと見逃す。SpO_2の毎回測定が見逃しの防止に役立つ。単純レントゲン写真では目立たず，CT（HRCT推奨）を撮影して初めて気付くタイプも少なくない。

- 画像所見はCOPタイプが多いが多彩で従来の薬剤性間質性肺炎とは異なるパターンの画像所見の報告も多く，肺転移部位の周

囲に目玉焼きのようにすりガラス様陰影が広がるようなタイプもある[3]。

- 比較のため ICI 投与前に胸部 CT, KL-6, SP-D を検査しておくと役立つ。
- 非定型肺炎や抗酸菌, 肺炎球菌, ウイルス, 真菌等の感染と鑑別を要する。がん性リンパ管症や腫瘍の進展によるびまん性肺胞障害との鑑別が困難な場合は TBLB も考慮。
- 発症後は少なくとも3週ごとの頻回の CT で病状を経過観察し, 重症化している時は毎日でも CT を撮影することを躊躇しない。
- ステロイドは有効で早期の段階の方がより効く印象があり, 早期の治療開始が重要。プレドニゾロンのパルス療法（1g/日×3日間が一般的）も行われている。気管挿管を行った例でもステロイド投与により抜管可能となる例が多い。ステロイド無効の場合, 保険未収載であるがシクロホスファミドパルス療法, 免疫グロブリン, インフリキシマブ, ミコフェノール酸モフェチル等の投与を考慮。ただしステロイド無効例での回復率は低い。

3．皮膚障害

- 皮膚障害に関しては投与初回, 2回目といった投与初期から多くの症例（発現率30～40％）で軽度の掻痒症, 痒疹型皮疹を認める。皮疹の種類は非特異的で多彩, 頻度は多いが重症例は少ない。ただしびまん性の紅斑, 水疱, 粘膜炎（目や口唇）の発現はスティーブンス・ジョンソン症候群等への重篤化のサイン。
- 白斑や白髪になることもあり, 悪性黒色腫の予後と関連。皮膚障害では肝障害も同時に発現することがある。
- 他の薬剤の薬疹を増悪させる傾向があり, 抗生物質や抗痙攣剤などの皮膚障害を強く

する。ベムラフェニブを抗 PD-1 抗体の後に使うと, その皮膚障害が増強した。

4．内分泌障害

- 視床下部, 下垂体, 標的内分泌腺のどの部位が障害されているかの鑑別が大切。

1）下垂体炎

- 頭痛, 視野障害, 倦怠感, 多飲多尿（後葉の場合）などで発症。下垂体 MRI が診断に有用。低 Na, 好酸球増多, ACTH 低値があれば疑う。
- 治療にはヒドロコルチゾンが使われている。低 Na への急な Na 補充は脱髄のリスク。
- ステロイド補充後に ICI は再開可能。

2）副腎機能低下

- 倦怠感, 行動の変化, 電解質異常(低 Na, 高 K), 低血圧, 体重の増減, 便秘, 寒気, 悪心, 嘔吐などを認める。症状が乏しいケースもあり, 倦怠感があれば ACTH, コルチゾールを一度測ってみる。
- 原疾患の病態から想定しにくいような重度の脱水, 低血圧などで副腎クリーゼの可能性も疑う。治療には鉱質コルチコイド作用を有するステロイドを投与する。

3）甲状腺機能異常

- 破壊性甲状腺炎により一過性の甲状腺中毒症状を認めた後に甲状腺機能低下となるパターンと, 徐々に甲状腺機能が低下するパターンの2つのタイプがある。甲状腺機能低下には下垂体からの TSH が低下することによる下垂体性甲状腺機能低下もある（TSH と FT4 の両方が低下, 下垂体 MRI で確認）。
- 機能低下の多くは症状が軽微で自発性低下等がんによる全身症状と類似しているものもあり FT3, FT4 や TSH を測定して初めて診断されることも多い。

- 飢餓やがんなどの全身性消耗疾患での甲状腺機能低下ではT4からT3へ変換する酵素が抑制されFT3のみが低下し，FT4，TSHが正常な場合があるのでFT4だけではなくFT3も測定。
- 甲状腺機能亢進症の場合，抗TSH受容体抗体（TRAb）が陽性ならバセドウ病等，陰性なら破壊性甲状腺炎。
- 約10％が一過性に無痛性甲状腺炎の病態に類似した甲状腺中毒症状を起こすがステロイドの有効性は不明，甲状腺中毒症の多くはしばらくすると機能低下に移行するので甲状腺機能を抑制する治療は不要で，βブロッカー等で頻脈等に対する対症療法を行う。中毒症が長引く場合は専門医への相談が必要。
- 甲状腺機能低下症の治療は甲状腺ホルモン投与であるが，甲状腺機能低下と副腎不全を合併している場合，ステロイドの補充なしに甲状腺ホルモンを投与すると副腎クリーゼになる場合があり，ACTHとコルチゾールを治療前に確認する。副腎皮質機能低下症を合併する場合にはまずヒドロコルチゾンを投与。
- 甲状腺機能低下症ではヨード制限を行う。ヨード含有の造影剤も要注意。
- 無症候性のTSH増加のみであればゆっくり進行することも多く，ICIの投与継続は可能。

5．肝機能障害

- AST，ALTが基準値上限の3〜5倍，総ビリルビンが基準値上限の1.5〜3倍を超えると休薬や中止を考慮。
- AST，ALT上昇後1週間程度の間に急速に1,000 IU/L以上に上昇する場合があるのでAST，ALTが上昇すれば警戒が必要。
- 自己免疫性ならステロイドがよく効くが，

治療が遅れた場合は有効性が低下し，肝硬変や肝不全に進展する。肝障害の進行が急速なときはプレドニゾロンのパルス療法も考慮。ステロイドで抑えきれない時は免疫抑制薬も考慮。
- 厚生労働省難治性の肝・胆道疾患に関する調査研究によるガイドライン（2013年）では，プレドニゾロン0.6mg/kg/日以上での導入療法開始，重症例や増悪例では1〜2mg/kg/日の増量，それでも難治の場合アザチオプリン。軽症に対する補助療法としてはウルソデオキシコール酸を推奨。
- 海外ではミコフェノール酸モフェチルでステロイド抵抗性に有効であったとの報告があるが，本邦では一般的ではない。
- ウイルス性肝炎，腫瘍浸潤，胆石，薬剤性肝障害等との鑑別が必要。

6．腸炎・下痢

- 大腸や小腸の炎症によるもので，ICI投与開始6〜10週後に好発。
- 下痢の回数が治療前に比べ4回以上増加，腸の痛み，粘血便などがあればICIの休止を検討。下痢の重症度gradeは回数で表すことが多いが，自己免疫機序による下痢は粘血便が特徴であることから回数と腸炎の重症度が乖離する場合があり，回数より便の性状が診断上大切。
- 血便，腹痛，発熱，嘔吐，体重減少などは重症化へのサイン。小腸炎はCTでの小腸の浮腫などから診断。患者に下痢の状態を的確に表現してもらうことは案外難しく，下痢の回数もあいまいになりやすいので，単に便の回数を尋ねるだけでは重症度を正確に把握できない。患者に便をスマートフォンで写真に撮ってきてもらうことも診断に役立つ。
- ステロイドで増悪の危険性のある感染性腸

炎（便培養，CD トキシンで確認），腸管転移の否定が必要。感染が否定できない場合ホスホマイシン等を5日程度投与する。ロペラミドなどの上瀉薬は初期診断を遅らせる可能性があり使用を控える。

- ステロイド開始が遅れると難治化する傾向。
- 下痢継続5日をめどにステロイド開始。
- 腸管穿孔の報告が散見される。
- ステロイドは3〜5日ですばやく反応するので，感染等を否定しつつ早めに使用した方が重症化を防げる。ステロイドで効果がない場合はインフリキシマブ（保険適用解釈の議論あり）投与も考慮。下痢重症例にインフリキシマブが比較的よく効くので，症状が強く全身状態に影響を及ぼしてきた場合には使用を考慮する。

7．神経障害・筋障害

1）重症筋無力症（MG）

- 筋炎，心筋炎，重症筋無力症，横紋筋融解症等がひとりの患者で同時に発生した症例報告があり，混合発症を診断上念頭におく。重症筋無力症と筋炎は頸部・四肢筋力低下，嚥下困難など症状が類似しており，致死的な心筋炎の併発もありうる。重症筋無力症では通常ないとされるクレアチンキナーゼ（CK）上昇や筋肉痛により横紋筋融解症や筋炎と誤診された例がある（筋炎・心筋炎の合併が疑われている）。
- MG は末梢神経と筋肉の神経筋接合部において筋肉側の受容体が自己抗体により破壊または減少し，刺激伝達障害が生じる。自己抗体の標的分子はアセチルコリン受容体（AChR）や筋特異的受容体チロシンキナーゼ（MuSK）が主で，これらの抗体が陽性になることが多い。
- 易疲労性の筋力低下で日内変動を特徴と

し，眼瞼下垂や複視などで発症。急速に呼吸不全をきたし死の転帰をとった例の報告があるので，気管挿管での対応の準備が必要。irAE による MG は眼瞼下垂等から少しずつ症状が増悪していくのではなく，突然の筋力低下，呼吸困難となり短時間に気管挿管が必要となる傾向があると報告されている。1〜2回目投与の初期から ICI の投与量とは関係なく発症する可能性があり，重症型の頻度が自然発症より高い。

- 治療は抗コリンエステラーゼ薬とステロイド少量で開始（クリーゼのリスクがあるのでステロイドは少量ずつ増量）。これで無効なら免疫抑制薬タクロリムス，シクロスポリンを追加。それでもだめなら免疫グロブリン，血液浄化療法も考慮。

2）筋炎・心筋炎

- 筋炎は T 細胞やマクロファージが正常な筋組織へ侵入して起こる横紋筋の炎症。通常筋肉痛で発症し，抗横紋筋抗体が陽性。心臓に起これば心筋炎となるが，劇症型心筋炎では発症初期に心停止を起こしうる。
- 心筋炎の初期症状は感冒様症状が多く，不整脈，心雑音の発現，トロポニン T や CK-MB の異常，心エコーでの心拡大，壁肥厚，壁運動低下，左室駆出率低下などで診断する。
- 心筋梗塞との鑑別が必要（心臓 MRI が有用，心筋炎は心外膜から拡がり，心筋梗塞は心内膜から拡がることが多い）。数時間単位で病態が変化する可能性があるので要注意。本来は細菌やウイルスの感染で発症，薬物や放射線が原因になったことも報告されている。免疫チェックポイント阻害薬による機序は不明。
- 心停止のリスクがあり，専門医に委ねて心肺危機管理が必要。
- 横紋筋融解症は骨格筋細胞の融解，壊死に

より筋成分が血中に流出したものである。

8．インフュージョンリアクション

- 掻痒感，発疹，全身紅斑，咳嗽，発熱，悪心，嘔吐，呼吸困難，SpO_2 低下，意識障害，血圧低下などのように短時間の内に経時的に症状が進展する。

- 発現時は ICI 投与をまず一旦中止する。軽症のものは ICI 中止のみで発疹，紅斑程度までで治まるが，症状がどんどん進展してきた場合はヒドロコルチゾン急速点滴，H_1 ブロッカー，酸素，急速輸液等の対応を行う。意識障害，血圧低下へと進展してくるようならアドレナリンの筋注もしくは点滴投与を行う。

- 外来患者の場合，症状が速やかに消失すれば帰宅可能だが，症状がすぐに消失しない場合は入院にて経過観察する。

文　献

1）https：//www.iraeatlas.jp/
2）Weber JS：Journal of Clinical Oncology **35**（15）suppl：9523－9523（2017）
3）Naidoo J：J Clin Oncol **35**（7）：709－717（2017）
4）Haratani K：JAMA Oncol 2017 Sep 21. doi：10.1001/jamaoncol.2017
5）Kato T：Journal of Clinical Oncology **35**（15）suppl：9077－9077（2017）

Hot Lecture

がん予防のこれから

中路重之[1]・福井真司[2]・椿原徹也[3]

[1]弘前大学大学院医学研究科社会医学講座特任教授
[2]弘前大学大学院医学研究科社会医学講座/尚絅学院大学現代社会学科准教授
[3]弘前大学大学院医学研究科社会医学講座/東京都市大学共通教育部体育教育部門スポーツ科学コース准教授

がんは，人類の英知を結集してもなお変わらぬ健康の最大の関心事である。しかし，がんを取り巻く種々の環境が大きく変化していることもまた事実である。その証拠に，予防，診断，治療法（薬物，放射線，手術など）の進歩は著しく，緩和ケア，希少がんへの注目や医療制度の変革など社会的拡がりもみられつつある。さらに，再生医療の進歩がその対処方法に大きく貢献できる可能性も出てきた。

一方，予防はこれまでいわゆる"金の匂いがしない"分野であり，臨床に比べて格段に注目度が低かった。しかし，がん医療費の増大は必然的に予防の重要性を高めつつある。今，国民医療費は40兆円を突破，近々60兆円時代を迎え，国家が支援できる限界を超えようとしている。現実に医療界では高齢者の実質的な切り捨てが始まっており，その結果，「医療から予防へ」のパラダイムシフトがすでに起きている。筆者は長年，がん（を含む疾病）予防に携わってきたが，今，大きな追い風を感じている。古代エジプトのパピルスに書かれているという「最近の若者は…」という文言と同様に「病気は予防」という言葉は長年我々に"耳タコ"状態であった。しかし今，ようやく「自分の体は自分で責任を持つ時代」が到来したと言えよう。そこに本稿のタイトルである「がん予防のこれから」が呼応してくる。

本稿では，未来のがん予防（疾病全体の予防＋健康増進）について概説したい（**図1**）。

がん予防の新たな展開とその原則

健康・疾病予防の世界はシームレスの時代となってきた。その意味するところは以下の3点である。
① 疾病間のシームレス化：がん，脳卒中，心筋梗塞という三大生活習慣病のみならず，すべての疾患は近似した基盤（加齢，生活習慣，遺伝子）を有しており，少なくとも予防においては，個別の疾患の成り立ちを語る時代は終わろうとしている。複雑多岐な各個別の疾患の背景は，また複雑に共通しており，その意味では疾患概念の変化さえ起きる可能性がある。
② 健康と疾病のシームレス化：健康と疾病の間には1本のボーダーラインが存在するのではなく，無限の中間地帯（グレイゾーン）が広がっている。したがって，予防と治療の境目が判別困難であり，それらを包含した視点が求められている。
③ ①と②により，疾患の壁を越え，かつ予防と医療（診療）の壁を越えた包括的・総合医的な疾病（予防）対策，健康増進が求められている。

しかし，この中間地帯の様態の詳細は十分に理解されていない。なぜなら，決定的に実態把握がなされていないからである。①，②

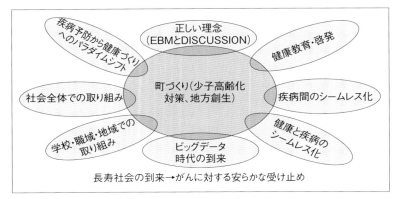

図1　がん予防の原則

でも述べたように疾病の成り立ちは複雑多岐であり，健康，疾病，とくにあらゆる健康レベルの"健康人"における健康関連データの把握なくしては，様態解明や適切な予防に行きつかない。健康ビッグデータの解析は必須であり，その解析方法もAIを含めた新たな手法が求められる。

以下に，疾病（がん）予防対策（"ヘルスプロモーション"）の原則につき述べたい。

1．健康教育・啓発が原則[1]

筆者は常々健康・疾病への社会の姿勢は健康民主主義だと考えている。この意味するところは単純で，健康・疾病の根幹にはAbraham Lincolnの「人民の人民による人民のための健康（政治）」の原則があると考えている。市民は誰でも健康を享受する権利を持つが，それは自らの手でつかみ取るべきものという考えである。政治主体や健康リーダーはそれを支援（エンフォースメント：enforcement）していく責務がある。否，そこにこそ全力を尽くすべきである。エンフォースメント（健康教養，ヘルスリテラシーの付与）は科学の世界で一番軽視されがちな視点であるが，健康民主主義の視点に立てば極めて真っ当な考えである。

2．正しい理念を掲げる

いついかなる時にも正しい理論と理念が必要である。そのためには常に科学的視点に立ち返ることが必要で，そのための議論を惜しまない姿勢が大切である。しかし，これは「言うに易く，行うに難し」の好例である。実験研究だけで複雑多岐な健康づくりや疾病予防は解明できない。社会（医）学的研究を実社会というフィールドで実施することに最終的な"解"がある。しかし，そのためには数字が必要である。幸いにも近年（ビッグ）データの時代が到来し，質の高い社会（医）学の素地が整ってきた。要は多くの正確かつ必要なデータをいかに収集するかである。

3．"疾病予防"から"健康づくり"へのパラダイムシフトへの国民的理解

自らの健康に責任を持つ時代の到来により，病気を予防するという観点だけでは医療費抑制には十分ではない，より積極的に健康を作っていくという時代がすでに到来している。このことを多くの国民が現実のものとして深く正しく理解する必要がある。そこに本当のニーズが生まれ，耳目が集まる。

4．全体で取り組む（人間同士のきずな，町づくりにつなげる）

特に疾病予防・健康増進は人間同士の結びつきの下でこれを行うことが必須である。したがって，あらゆる分野の人材と英知の結集が必要である。結局は町づくりに似ている。また，これには，組織としてのトップの決断とリーダーシップが必要である。裁量権の小さい担当者の努力も必須ではあるが，全体を動かすことを考えればトップの役割は大きい。

例を挙げれば，学校における養護教員は健康の専門家であるが学校全体は動かせない，市町村における保健師は健康づくりのリーダー的存在であるが，学校教育に助言できるほどの裁量権を持ち合せてはいない。結局はトップの決断である。

5．経済効果・少子高齢化対策と連結（耳目を集める）

予防・健康づくりは，これまでのように禁煙，節酒，運動，健診受診の励行だけでは拡がりを期待できないし耳目が集まらない。そこに楽しさなどの他の魅力が存在しないからである。そこで，経済効果・少子高齢化対策と連携する必要がある。すなわち，地方創生と軌を一にするということである。弘前大学COI（Center Of Innovation）では，青森県の短命県返上を約40の企業と連携して達成することを最終目的としているが，このような健康づくりの方法がもっと普及すべきである。

6．学校，職域，地域での取り組み（年代別のアプローチ）

人は，学校，職域，地域という3つのフィールドで生活活動を繰り広げている。例えば，筆者は昼間は学校（職域）におり，夜間は地域（家庭）に戻る。したがって，健康の教育・啓発活動もこの3フィールドを舞台にすべきである。しかし，その環境というか様相には一定の相違が存在する。エンフォースメントの絶好のフィールドは学校であろう。その他，若者が多い職域も健康啓発には良い場所であり，また，これまで主役であった地域も今なお重要である。なぜならそこには最も強固な単位である家族が存在するからである。しかし現実には，学校や職域における健康教育・啓発はおざなりにされていると言っても過言ではない。その背景には若年者の健康に対するモチベーションの小ささがある。趣向を凝らした教育が必須である所以である。

■ おわりに

例えばがんである（すべての疾病に通じるという意味で）。

がん予防・医療がいかに発達してもなお，がんの（粗）死亡率が上昇を続けているのはひとえに人口の高齢化に拠るものである。つまり，がんで死ににくくなった分，長寿となり，その結果がんに罹患して死亡する者が増加したという図式である。当然，若者・壮年と高齢者，とくに後期高齢者でのがんに対する受け止め方は違ってくる。

自分の人生をどこまで生きられるかという思いは，50歳を過ぎたあたりから芽生え，60歳でより現実的となり，70歳を過ぎたらよほどでない限り死を意識していると思う。80歳を過ぎた人にたわむれに「あとどの程度生きたいか」と問えば，「いやもうたくさんだ！」というが，その顔にあまり深刻さはなく，言葉の意味は裏腹半々とみる。しかし，90歳を過ぎると様相は一変して，いつ死んでもよいという諦観にも似た心境が見て取れる。それが人生なのであろう。

しかし，これとて平均寿命の今後の伸び次

第では大きく変わっていく可能性がある。筆者が医師になった38年前は，病院で90歳の患者さんと相まみえるのは稀であった，ましてや百寿者とは生涯会うことはないだろうと考えていた。しかし，現実には病院の待合所には目を輝かせた90歳の患者が溢れ，「70代はまだ"年寄り"とは言わない」と患者を諭す医師の姿がみられるからである。

90歳以上，百寿者が町に溢れた時「がんで死ぬことの苦しみ」「がんの予防」の持つ意味は今より薄れているであろう。だとすれば，科学的にがんが完全解決できなかったとしても，社会的には一定の解決をみたと言えるのかもしれない。その意味では，予防を成功させ，少しでも長寿を目指すことの意味は大きい。そのステージを目指したい。

健康・疾病や予防・医療の成り立ちは，見れば見るほど複合的で複雑である。したがって，正しい予防・医療の発展のためには"集学的"という旧来の研究者の視点は飛び越えて，爆発的なまでに"複合的"であるべきである。医学・医療の世界で語るがん医療は，ともすれば姑息なヒエラルキーの世界にはま

り込んでしまう可能性を秘めている。そこには正しい解決策は生まれない。新しい世界へと足を踏み出すべきである。このような考え方は何も健康・医療の世界に限ったものではなく，これからの人類の幸福を目指す"世の中づくり"に等しく求められていくものであろう。

筆者は，健康の保持増進あるいは疾病予防は世の中作りの大きなテーマであると考える。誰にでも関係と関心がある分野であり，本質的にそこにお金の匂いがせず，既得権益の影響も小さく，矮小なヒエラルキーを飛び越えられる要素を含む。多くの分野の人間（否，全市民）が集結できる機会を与えてくれるものと期待できる。その中心にがん予防がいてもらいたい。

文　献

1）中路重之，倉内静香，沢田かほり：文部科学省が推進する学校でのがん教育について　その先にあるもの．臨床腫瘍プラクティス　**13**：230−235（2017）

連載・放射線治療のいま―各がん腫におけるエビデンスと標準治療（15）

放射線治療の慢性期合併症への対応

岡嶋 馨*

*近畿大学医学部奈良病院放射線科教授

　放射線治療は近年高精度化されて正常組織の温存が可能になり，多くの合併症は軽減される傾向にある。その一方，腫瘍周辺に対する合計放射線量と分割線量（1回あたりの放射線量）は増加傾向にある上，強度変調放射線治療（intensity-modulated radiation therapy：IMRT）などの新しい技術が一般的になって10年程度しか経過していないため，長期の合併症はまだ判明していない部分も多い。したがって，常に慢性期の合併症を考慮しながら治療方針を振り返る必要がある。

放射線治療の慢性期合併症の種類

　放射線治療の合併症は急性期と慢性期とに分けられる（**表1**）。その発症時期に関して明確な定義はないが，急性期合併症は粘膜炎を主体とした炎症反応であるのに対し，慢性期合併症の本態は組織線維化と血流障害である。慢性期のなかでも特に5年から10年以降に発現するものを遅発性（あるいは晩期）と呼ぶこともある。慢性期合併症は急性期合併症と別のメカニズムで発症するものが多く，重症度や頻度に相関がない。

　慢性期合併症は照射された部位により多種類におよぶが，主なものは下記の通りである。

①**内分泌障害**：例えばホジキン病治療後の甲状腺機能低下は，20年以上経過しても増加し続ける。45Gy以上が照射された場合は50%以上の患者に発症する[1]。

②**中枢神経障害および脳壊死**：脳へのダメージは非常に長期におよび，8年から10年以上経過しても症状がしばしば進行する。また大線量が照射された場合，凝固壊死をきたし，腫瘍の再発との鑑別がしばしば問題となる。

③**唾液腺障害**：20Gy以下の比較的低い線量でも慢性化し，回復困難な場合が多い。最近はIMRTによる耳下腺の温存が可能になったため自覚症状はかなり緩和されたが，完全な制御は難しい。

④**心疾患**：心膜炎は2年以内の発症が多いが，冠動脈疾患や心筋症は数年以上経過後でも発症する。

⑤**動脈狭窄**：稀ではあるが鎖骨下動脈や頸動脈などの大きな動脈の狭窄も報告されている。

⑥**骨壊死と骨折**：5年以上経過後に多く，頻度の高い合併症である。

⑦**肺線維症**：放射線肺炎が治まったあとも肺線維症のリスクは残る[2]。

表1　放射線治療による合併症

	時　期	原　因	予　後
急性期	治療中から，治療後約3ヵ月以内	粘膜炎，浮腫などの急性炎症	可逆性
慢性期	数ヵ月以降	間質の線維化	多くは非可逆性

⑧末梢神経障害：通常 6 年以内に発症する。最近では脳定位照射の場合の脳神経障害（特に顔面神経，聴神経）も問題となる。

⑨出血性膀胱炎：10年経過しても頻度は上昇し続け，前立腺がん患者において問題となっている。

⑩消化管合併症（特に放射線直腸炎）：子宮がんと前立腺がんに対して放射線治療がよく用いられるため，古くから頻度の高い合併症であった。発症はほぼ 4 〜 5 年以内である。

⑪誘発がん（特に骨髄異形成症候群）：頻度は低いが一定の割合で発症する。特に治療に誘発されて発症した骨髄異形成症候群（myelodysplastic syndrome：MDS）および骨髄性白血病は，2008年の WHO 分類からは therapy-related myeloid neoplasms として独立して分類されることとなった。

慢性期合併症の予防

大半の慢性期合併症には決定的な治療方法がなく，対症療法が行われることが多い。したがって，最大の合併症対策はエビデンスを考慮しつつ放射線量と照射範囲をできるだけ減らすことである。特に，視神経（および視交叉），脊髄，腎の三者は機能的に重要であるため，合併症を起こしてはならない臓器として放射線科医共通の認識がなされている。

近年の放射線治療は，全体に照射範囲を少なくする方向へ，1 回線量は大きい方向へシフトしている。照射範囲と線量の縮小はすべての合併症の予防に必須であるが，エビデンス上重要な例としてホジキンリンパ腫における線量低下と，肺の線量容積関係について示す。

1．合併症（心合併症と二次発がん）を主眼に標準治療が発展した例—ホジキンリンパ腫

早期ホジキンリンパ腫に対する標準治療として，リンパ組織のほぼ全体に放射線治療を行うマントル照射（subtotal lymphoid irradiation：STNI）が1950年ごろに確立した。しかしその後，心毒性や二次発がんが問題となったので多くの臨床試験で化学療法が導入され，化学療法単独治療も試みられた。現在では化学療法と放射線治療を組み合わせることが標準治療となっている。両者の併用により化学療法の強度および放射線治療の照射範囲・線量をともに減少させることが可能になったことは大きな長所である。近年，照射範囲は予防的照射を含む STNI でなく，病変のおよぶ範囲のみ（involved field）とするのが一般的となっている。かつ線量も，特に予後良好群に対しては，30〜40Gy から20Gy 程度への減量が標準治療となった[3]。20Gy 程度までの減量は臨床的に重要であり，38Gy から26Gy に標準線量を下げた結果，二次発がんの頻度が16％から 0 ％に低下したとの報告や，36Gy から20Gy に下げることにより心合併症が21％から 3 ％に低下したという報告がある[3]。

2．放射線肺炎および肺線維症—線量容積効果の考察

胸部の放射線治療では正常肺への照射による放射線肺炎は避けられない合併症である。おおむね40Gy 程度以上が照射された部位は治療後 2 ヵ月から 6 ヵ月経過して肺炎像を呈するが，多くの場合治療の必要がない。一方，症状を有する場合や炎症の範囲が広い場合はステロイド治療が行われることが多い。ステロイドによる症状の改善は定量評価されてい

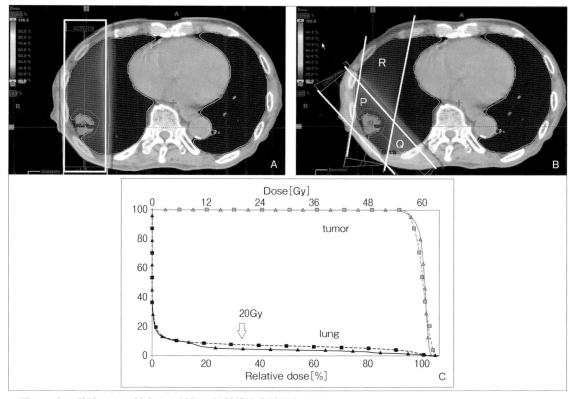

図1　右下葉肺がんに対する2種類の放射線治療計画とDVH
　A：前後対向2門照射。腫瘍の前後の肺が照射される（治療計画A）。白枠で囲った部には投与線量のおおむね90％以上が照射される。現在でも，縦隔も含めて照射する場合は前後方向から照射することが多い。
　B：斜入3門照射。照射される肺の体積は減少している（治療計画B）。
　　　白線で囲った部（P）には線量の90％以上が，同じく（Q）には40～70％，（R）には15％以下の線量が照射される。
　C：治療計画A（■）と，計画B（▲）のDVH。肺のV20は，Aの場合で7.9％，Bでは4.7％。計画B（▲）のほうが優れた線量分布といえる。

るが，肺線維症への移行を低下させる証拠はない。また，放射線照射中からの薬剤（ステロイドやエリスロマイシン）使用も試行されているがまだエビデンスはない。TNF-α阻害薬なども同様である。

したがって放射線肺炎の対策も，予防に勝るものはない。

放射線肺炎の発症は放射線量のみでなく照射された体積に大きく依存するため，線量・容積ヒストグラム（dose-volume histogram：DVH）で評価されることが多い（図1）。これは横軸に線量を，縦軸には累積照射容積を示すものである。たとえば肺のDVHが20Gy・10％の点を通過する場合，全肺の10％の体積に20Gy以上の放射線が照射されたことを意味する。つまり，腫瘍のDVHは右上に近いところを通過する方が，正常組織のDVHは左下に近い方が理想的となる。放射線肺炎の発症と最も相関するパラメータは20Gy以上照射された肺の体積（V20）とすることが多い[4]。胸部放射線治療ではV20を最小にする照射方法を選択する。通常の治療計画においてV20は多くとも30％以下，できれば20％以下に抑えるべきである。

近年，食道がんなどの胸部腫瘍に対しても強度変調放射線治療（IMRT）が行われる機会が多くなった。その場合，5 Gy以下の低線量が照射される範囲はむしろ増大するため，V20以外のパラメータと合併症との相関も検討されている。

このような，治療後数ヵ月から1年以内に発症する放射線肺炎に対し，肺線維症は放射線肺炎が沈静化したあとも長期にわたって進行する。小児がん治癒後の患者を経過観察するChildhood Cancer Survivor Study（CCSS）の報告において肺障害は死因の第2位であり，化学療法に比して放射線治療の影響の方が圧倒的に高い[2]。

慢性期合併症の治療

このように慢性期合併症の「治療」は発症させないことが最重要である。発症してしまったあとは，多くの場合には対症療法のみしか方法がない。しかし中には合併症の治療が奏効しやすいものもあるので，それを2つ紹介する。

1. 放射線脳壊死に対するベバシズマブ（BEV）投与

近年，高精度放射線治療により正常組織を温存できる一方で，局所に対しては大線量が投与されることも多く，放射線脳壊死の危険は増している。通常分割照射でも2 Gy，30回の照射で5％の患者に放射線脳壊死が起こるとされる。

脳壊死は周辺の浮腫による症状が強いことが問題である。さらに，再発腫瘍との鑑別が画像上困難なこともしばしば問題となる（図2）。脳壊死の原因は，放射線による直接障害とする説も有力であるが，血管障害による脳虚血が血管内皮増殖因子（vascular endothelial growth factor：VEGF）を活性化し脳

浮腫を引き起こすとする説が注目されている。そこに着目して，抗VEGF抗体であるBEVによる画期的な治療が2007年に報告され，その効果は多くの症例で確認されてきた。その後ランダム化試験でも有効性が示されている。現在まだ保険収載されてはいないことが難点であるが，今後の標準化に向けて2017年に「症候性放射線脳壊死診療ガイドライン」が発表された[5]。それによれば，従来の治療，すなわちステロイドをはじめとする内科的治療，外科治療，高圧酸素療法などは推奨グレードC1（科学的根拠は十分ではないが行うよう勧められる）であるのに対し，BEVは推奨グレードB（科学的根拠があり，行うよう勧められる）とされた。実際の方法は，5〜10mg/kgを2〜3週間隔で6〜8サイクル行うことが多い。

一方，放射線治療後に徐々に進行していく白質障害も上記の脳壊死と同様に，神経細胞への直接障害および血流障害という機序で起こるとされる。しかしこちらは脳浮腫による症候が主体ではなく脳実質の障害が進行していく。その場合は7〜8年以上が経過しても症状は進行し，認知機能にも影響がおよぶことも多い（図3）。これに対する有効な対策はほとんどないと言わざるを得ない。

2. 出血性膀胱炎に対する高圧酸素療法

前立腺がんや子宮がんに対する放射線治療の代表的な慢性期合併症として放射線直腸炎がある。これによる出血は時に難治性であるがほぼ全例が5年以内に発症し，徐々に改善していくことが多い。それに対し，出血性膀胱炎は直腸出血よりも遅く発症する傾向がある上，10年以上を経過した後も発症・増加し続ける[6]。出血性膀胱炎の発症が遅い理由は，数年の潜伏期を有することである[7]。急性炎症が治まって潜伏期には正常に近い粘膜下組

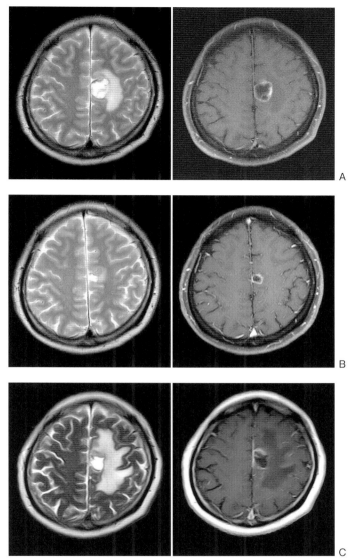

図2　50歳台女性，放射線脳壊死の症例（乳がんからの脳転移）
A：脳転移発症時 / B：脳定位照射後3ヵ月 / C：定位照射後10ヵ月
（それぞれ左はT2強調画像，右はT1強調造影MR）
Cのあと摘出手術が行われ，脳壊死と判明した。MR画像では鑑別できない。

織であったものが，数年以上経過した後に，コラーゲンの沈着，線維芽細胞の増加，血管内皮の炎症，浮腫などが粘膜下に出現して出血に至る。

組織障害の原因は線維化と出血凝固・虚血であり，脳壊死の本態に類似する。しかし脳壊死とは異なり，出血性放射線膀胱炎には高圧酸素療法による明確な効果が示されている。Mouginらによる報告では71例中37例（52％）では出血が完全に消失し，出血が減少した9例と合わせて46例（65％）に効果が得られた。うち出血が再燃したものは15例の

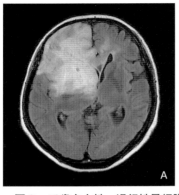 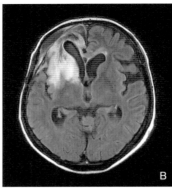 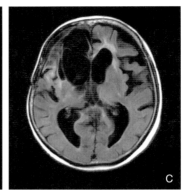

図3　50歳台女性，退行性星細胞腫の症例
　A：治療前（FLAIR画像）。
　B：放射線治療（60Gy）後1年。
　C：放射線治療後12年。画像ではわからないが，認知機能低下，左片麻痺などの症状は10年を経過してもなお進行中である。

みであった[8]。

　この治療は，2〜3気圧の高圧酸素室に，1日1〜2回，90分/回程度滞在するものである。高圧酸素療法の装置は潜水病などにも用いられるため地域的にやや偏在するという短所はあるが，わが国では568もの施設（2016年統計）で稼働している。施設数としては国内の放射線治療施設数にも匹敵し，米国全体の施設数とさほど変わらす欧州諸国よりはるかに多い。しかし適応疾患に関する医療者の認識においては外国に大きく遅れをとっており，それは放射線治療関連，特に出血性膀胱炎においても同様である。出血，壊死に対する明瞭な効果がさらに認識され，この治療がより活用されることが望まれる。

　以上のように慢性期合併症に対する治療法は限られるのが現状であり，治療法がないままにQOLが低下していく場合も多い（図3）。こうなれば「治療」としては，粘り強く真摯に患者ご本人のお話を伺うことしかないが，これは非常に重要なことである。高精度治療が脚光を浴びている現在，若い臨床医が合併症の経過観察にあてる診療時間は減少する一方である。ところが，徐々に進行していく合併症を治療の結果とし，直接お話を伺うことは放射線治療医として不可欠の経験である。

文　献

1) Diller L : Chronic disease in the Childhood Cancer Survivor Study cohort : a review of published findings. JCO 27（14）: 2339-2355（2009）
2) Mertens AC : Pulmonary complications in survivors of childhood and adolescent cancer. A report from the Childhood Cancer Survivor Study. Cancer 95 : 2431-2441（2002）
3) Kelrey CR : Combined-Modality Therapy for Early-Stage Hodgkin Lymphoma : Maintaining High Cure Rates While Minimizing Risks. Oncology 26（12）: 1182-1189（2012）
4) Tsujino K : Predictive value of dose-volume histogram parameters for predicting radiation pneumonitis after concurrent chemoradiation for lung cancer. Int J Radiat Oncol Biol Phys 55（1）: 110-115（2003）
5) 症候性放射線脳壊死診療ガイドライン作成委員会編：症候性放射線脳壊死診療ガイドライン. Jpn J Neurosurg 26 : 287-306（2017）

6) Leapman MS: Findings at Cystoscopy Performed for Cause After Prostate Brachytherapy. Urology **83**（6）: 1350−1355（2014）
7) Zwaans BMM: Challenges and Opportunities in Radiation-induced Hemorrhagic Cystitis Rev Urology **18**（2）: 57−65（2016）
8) Mougin J: Evaluation of Hyperbaric Oxygen Therapy in the Treatment of Radiation-induced Hemorrhagic Cystitis. J Urology **94**: 42−46（2016）

ヴァン メディカルの好評書

胃がん薬物治療 Q&A

弘前大学大学院医学研究科腫瘍内科学講座教授　**佐藤　温** 編

2015年12月刊　Ａ５判／180頁／並製本／定価（本体3,000円＋税）／送料実費

ISBN978-4-86092-120-0

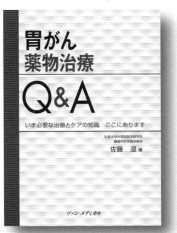

▶ 治療薬のラインナップが充実し，新たな展開を迎えた胃がん領域の「今」を見据えた，最新の解説書。
▶ 薬物療法の最新情報はもちろん，そのノウハウや患者への対応のあり方を網羅。
「いま必要な治療とケアの知識」，ここにあります。

株式会社 ヴァン メディカル

〒101-0051　東京都千代田区神田神保町 2-40-7　友輪ビル
TEL：03-5276-6521　FAX：03-5276-6525　http://www.vanmedical.co.jp

●トピックス●   49●
ESMO2017報告

坂井大介[*]

[*]大阪大学大学院医学系研究科先進癌薬物療法開発学寄附講座助教

　欧州臨床腫瘍学会（ESMO：European Society For Medical Oncology）は，2017年9月7日から9月12日までスペインのマドリッドにて開催された。131ヵ国よりおよそ24,000人が参加した。マドリッドでの開催は2014年に開催されて以来3年ぶりであった。1ヵ月前にバルセロナでテロがあり，世情が不安定な中で心配されていた。マドリッドはスリが多いことで有名であり，今回も何人かの先生が被害に遭われたとのことであった。幸い筆者は特に大きな問題には遭遇しなかった。

　さて，筆者は消化器がん領域が専門であるが，今年は消化器領域でも日本人の oral presentation session での発表が相次いだ。Non-colorectal 領域では ATTRACTION-02試験の追加解析（Abstract 617O：国立がん研究センター中央病院・朴　成和先生），JET-HCC 試験（Abstract 619O：神奈川県立がんセンター・小林　智先生），Colorectal 領域では TRICOLORE 試験の *RAS* 変異による治療効果（Abstract 474O：北海道大学病院・小松嘉人先生），ACHIEVE 試験（Abstract LBA24：国立がん研究センター東病院・吉野孝之先生）らであった。私自身は，私が研究代表を務めた医師主導臨床研究である WJOG6510G の追加解析を近畿大学奈良病院・田村孝雄先生にご発表いただいた（Abstract 584P）。

　また，免疫チェックポイント阻害薬につい

ては，当然ながらさまざまながん腫でたくさんの演題が報告され，いくつもの免疫療法に関するセッションが開催されていた。ただ免疫療法も抗がん治療のひとつの選択肢ということが定着してきたためか，これまでのいわゆる"免疫祭り"のような狂騒的な雰囲気は，ひと段落した感はある。

　ESMO が，今回の学会で発表された演題のうち「臨床を変える発表」として選んだのは以下の9件である。
- PACIFIC 試験（Abstract LBA1_PR）：局所進行Ⅲ期非小細胞肺癌に対する抗 PD-L1 抗体である durvalumab の化学放射線療法後の consolidation
- IFCT-0302試験（Abstract 1273O）：非小細胞肺癌切除後の CT でのフォローアップの有用性の検討
- COMBI-AD 試験（Abstract LBA6_PR）：*BRAF* V600変異を有する stageⅢ melanoma 切除症例における術後補助化学療法に対する BRAF 阻害薬であるダブラフェニブと MEK 阻害薬であるトラメチニブとの併用療法
- CheckMate 238試験（Abstract LBA8_PR）：Stage Ⅲ/Ⅳ melanoma 完全切除後の術後補助化学療法としてのニボルマブ vs イピリムマブ
- LORELEI 試験（Abstract LBA10_PR）：閉経後エストロゲン受容体陽性 HER2 陰性

早期乳がんにおける術前補助化学療法としてのレトロゾールに対する PI3K 阻害薬 taselisib の上乗せ効果

- MONARCH 3 試験（Abstract 236O_PR）：閉経後ホルモン受容体陽性 HER2 陰性進行性/転移性乳がんの一次治療における CDK4/6 阻害薬である abemaciclib の非ステロイド性アロマターゼ阻害薬（アナストロゾールまたはレトロゾール）への上乗せ効果
- ARIEL 3 試験（Abstract LBA40）：BRCA 変異再発卵巣がんに対する PARP 阻害薬である rucaparib の維持療法
- RANGE 試験（Abstract LBA4_PR）：プラチナ抵抗性尿路上皮がんに対するラムシルマブ＋ドセタキセル併用療法
- CheckMate 214試験（Abstract LBA5）：転移性/進行腎細胞がん未治療例における免疫チェックポイント阻害薬の併用（イピリムマブ＋ニボルマブ）の有用性

あとは，個人的に興味深いいくつかの演題について紹介したい。

▶Checkmate 153試験（Abstract 1297O）

本試験では，既治療の進行非小細胞肺癌で，ニボルマブを 1 年間継続した患者を，ニボルマブを継続する治療継続群と，ニボルマブを 1 年間で中止するストップ群に無作為に割り付け，臨床効果と安全性を評価した。主要評価項目は，grade 3 〜 5 の治療関連有害事象であった。1,245例が試験に登録され，ニボルマブが 1 年間継続された220例がランダム化割付の対象となった。ランダム化時点で SD 以上の症例の継続群76例とストップ群87例で有効性評価が行われた。無増悪生存期間（PFS）が，治療継続群で良いのは予想通りであった（1 年 PFS 率：継続群65％，ストップ群40％，HR：0.42，95％CI：0.25〜0.71）。

しかしながら全生存期間（OS）についても，統計学的有意には至らなかったものの，治療継続群で優れた傾向にあった（HR：0.63，95％CI：0.33〜1.20）。奏効が得られている症例では治療を中止しても効果が持続するとも言われており，確かにストップ群でも約30％が無増悪ではあった。しかしながら，特段の理由がなければ，あえての中止はせず，治療継続が望ましそうな結果であった。

▶Special session (When clinical practice demands to go beyond statistics : Adjuvant chemotherapy of colon cancer. The 3 vs 6 month story : Abstratct LBA21)

ASCO 2017で報告された stage Ⅲ 結腸がんに対するオキサリプラチン併用術後補助化学療法の投与期間（3 ヵ月 vs. 6 ヵ月）に関する無作為化第Ⅲ相試験の統合解析である IDEA 試験についての，ディスカッションの場としての Special session が組まれた。今後の臨床において有用となり得る議論がなされたようであったが，あいにく旅程の関係で筆者は出席できなかった。要諦としてはより強力な治療を希望する患者（fighter）と強い副作用を希望しない患者（fatalist）に分けて治療方針を考えるという新しい概念が提案された。IDEA 試験全体の結果は非劣性を証明できなかったため，議論が余計複雑となってしまった。オキサリプラチンの蓄積毒性である末梢神経障害を考慮すると Low risk（T1-3 および N1）の患者に対しては CapeOX 3 ヵ月でもいいのではないかというのが多くのオピニオンリーダーの考えのようであった。T4 かつ N2 のような進行した患者に対しては，FOLFOX あるいは CapeOX を 6 ヵ月投与することを考慮すべきであろう。

研修医からの質問　Q＆A

今回の質問者：村中徹人（北海道大学病院）

Q 切除不能局所進行膵がんの一次治療は，FOLFIRINOX，ゲムシタビン（＋ナブパクリタキセル），化学放射線療法のどれを選択すべきでしょうか？　また，化学放射線療法の推奨レジメンを教えて下さい。

A 化学療法と化学放射線療法の両者が推奨されます。ただし現段階で，どの薬剤が最も推奨されるかについては明らかになっていません。

　化学療法と化学放射線療法の両者が切除不能局所進行膵がんに推奨されています。
　化学療法は，従来のエビデンスからゲムシタビン（GEM），S-1，GEM＋S-1療法なども候補となりますが，近年の遠隔転移例での成績によりFOLFIRINOX，GEM＋ナブパクリタキセル療法の効果が期待されます。両者のいずれを使用するか，JCOGグループで比較試験（JCOG1407）が進行中ですが，その結果は明らかでありません。現状は年齢，performance status（PS），*UGT1A1*変異の有無，CVポート使用の有無，骨髄抑制，脱毛などの副作用を考慮し，決定することになります。また化学放射線療法において，使用する推奨レジメンとして確立されたものはありません。
　現在，S-1あるいはGEMが放射線増感作用を考慮して併用されます。S-1は照射日以外では休薬する，GEMは，投与量を1,000mg/m^{2}より25～60％減量するなどの工夫が行われています。

●回答者：上野　誠（神奈川県立がんセンター消化器内科医長）

Q Conversion Therapyを狙った肝転移を有する大腸がんの一次治療は，オキサリプラチン（L-OHP）ベースとイリノテカン（CPT-11）ベースどちらがよいでしょうか？　また*RAS* wildの場合，分子標的治療薬はベバシズマブ（BEV）か抗EGFR抗体薬，どちらを用いるのが良いでしょうか？

A 現段階で臨床試験によって明示された推奨されるレジメンはなく，最終的には個々の施設や担当医が最も適切と考えるレジメンを選択するのが一般的です。

　個別のデータとして，GERCOR V308試験においては，FOLFOXの方がFOLFIRIに比して転移巣切除術移行割合が優れており（22％ vs. 9％），かつR0割合も上回っております（13％ vs. 7％）。しかしながらWJOG4407試験（FOLFOX＋BEV vs. FOLFIRI＋BEV）においては切除割合・R0切除割合はほぼ同等であり，総合的に考慮するとL-OHPとCPT-11のいずれがよいかは明確ではありません。有害事象の観点から患者のプロファイルに合わせた薬剤を選択すべきと考えます。
　また，*RAS* wildの分子標的治療薬選択は，ESMO consensus guidelineにて抗EGFR抗体の使用を好む意見も提案されておりますが，エビデンスは十分とは言えません。また*RAS* wildでも右側大腸がんにおいては抗EGFR抗体薬は推奨できません。なおTRIBE試験でFOLFOXIRI＋BEVの*RAS*

wild subset の奏効割合が63％と良好であり，忍容性が許容できれば本レジメンを検討されるとよいと思います。

●回答者：鈴木　健（慶應義塾大学病院消化器内科）

浜本康夫（慶應義塾大学病院腫瘍センター特任講師）

参考文献

1）Tournigand C et al：FOLFIRI Followed by FOLFOX6 or the Reverse Sequence in Advanced Colorectal Cancer：A Randomized GERCOR Study. J Clin Oncol **22**：229－237（2004）

2）Yamazaki K et al：Randomized phase Ⅲ study of bevacizumab plus FOLFIRI and bevacizumab plus mFOLFOX6 as first-line treatment for patients with metastatic colorectal cancer（WJOG4407G）. Ann Oncol **27**：1539－1546（2016）

3）Van Cutsem E et al：ESMO consensus guidelines for the management of patients with metastatic colorectal cancer. Ann Oncol **27**：1386－1422（2016）

4）Cremolini C et al：FOLFOXIRI plus bevacizumab versus FOLFIRI plus bevacizumab as first-line treatment of patients with metastatic colorectal cancer：updated overall survival and molecular subgroup analyses of the open-label, phase Ⅲ TRIBE study：Lancet Oncol **16**：1306－1315（2015）

Ｑ 胃がんに対する SP（または XP）療法中，PR が維持できていてもシスプラチン（CDDP）の総投与量（生涯投与量）の関係で，途中で CDDP のみ中止にすることがあります。具体的に総投与量がどのくらいで中止すべきでしょうか？　基準等ありましたら，教えてください。

Ａ CDDP 総投与量の目安は500～600mg/m^{2}と思われます。

　シスプラチン（CDDP）の主な有害事象には，腎毒性，骨髄抑制，消化管毒性，神経毒性，聴覚障害があります。総投与量（生涯投与量）については蓄積毒性を考慮する必要があり，腎障害，末梢神経障害，聴覚障害が用量制限毒性（DLT：Dose limiting toxicity）となり得ることから，500～1,000 mg/m^{2}までが望ましいといわれています。末梢神経障害は900mg/m^{2}で50％，1,300mg/m^{2}でほぼ100％に発現し，聴覚障害は1日投与量で80mg/m^{2}以上，総投与量で300mg/m^{2}を超えると顕著となります。また，進行再発胃がんに対する JCOG1013臨床試験の CDDP 投与限度について，SP 療法（S-1＋CDDP）群は1回60mg/m^{2}で最大8コースまで，DCS 療法（ドセタキセル＋S-1＋CDDP）群は1回60mg/m^{2}で最大6コースまでの投与と規定しています。現時点では，標準治療の第Ⅲ相試験での無増悪生存期間が6ヵ月余りであることを考慮すれば，CDDP 総投与量は500～600mg/m^{2}になると考えられます。

●回答者：山口和也（岐阜大学大学院医学系研究科低侵襲・がん集学的治療学講座特任教授）

＊このコーナーでは，研修医の方々が実地診療において常々感じておられる「がんの診療」に関する質問を受け付けております。
　質問は，100字以内にまとめて小誌編集部（下記）宛にご郵送下さい。
　採用させて頂きました質問は，がん治療の専門家の方々の回答とともに小誌に掲載させて頂きます。不採用の場合はご容赦下さい。

小誌編集部：〒101-0051 東京都千代田区神田神保町2-40-7 友輪ビル
　　　　　　（株）ヴァンメディカル「臨床腫瘍プラクティス」編集部宛
　　　　　　（小誌に綴じ込みの葉書もご利用になれます）

抗がん薬略号早見表

略　　号	一　　般　　名	主　な　商　品　名
ACNU	ニムスチン	ニドラン
ACR（ACM）	アクラルビシン	アクラシノン
ACT-D（ACD）	アクチノマイシンD	コスメゲン
AMR	アムルビシン	カルセド
ANA	アナストロゾール	アリミデックス
Ara-C	シタラビン	キロサイド
ATRA	トレチノイン	ベサノイド
BH-AC	エノシタビン	サンラビン
BLM	ブレオマイシン	ブレオ
BSF（BUS，BU）	ブスルファン	マブリン
BEV（BV，Bmab）	ベバシズマブ	アバスチン
Cape	カペシタビン	ゼローダ
CBDCA	カルボプラチン	パラプラチン
CDDP（DDP）	シスプラチン	ブリプラチン，ランダ，アイエーコール，コナプリ
Cmab	セツキシマブ	アービタックス
CPA（CPM，CY）	シクロホスファミド	エンドキサン
CPT-11（IRI）	イリノテカン	カンプト，トポテシン
DCF	ペントスタチン	コホリン
DNR（DM）	ダウノルビシン	ダウノマイシン
DOC（TXT，DTX）	ドセタキセル	タキソテール，ワンタキソテール
DTIC	ダカルバジン	ダカルバジン
DXR（ADM）	ドキソルビシン	アドリアシン
EP（ECT）	エストラムスチン	エストラサイト
EPI	エピルビシン	ファルモルビシン
ETP（VP-16）	エトポシド	ベプシド，ラステット
EXE	エキセメスタン	アロマシン
F-ara-AMP（FLU，FAMP）	フルダラビン	フルダラ
5'-DFUR	ドキシフルリジン	フルツロン
5-FU	フルオロウラシル	5-FU
FLU（FLT）	フルタミド	オダイン
GEM	ゲムシタビン	ジェムザール
GO	ゲムツズマブオゾガマイシン	マイロターグ
HU	ヒドロキシカルバミド	ハイドレア
IDR	イダルビシン	イダマイシン
IFM	イホスファミド	イホマイド
IFN-α	インターフェロンα	スミフェロン，IFNα モチダ，オーアイエフ
IFN-β	インターフェロンβ	フエロン，IFNβ モチダ
IFN-γ-1a	インターフェロンγ-1a	イムノマックス-γ
IM	イマチニブ	グリベック
LAP	ラパチニブ	タイケルブ
L-ASP	L-アスパラギナーゼ	ロイナーゼ
LET	レトロゾール	フェマーラ
LEU	リュープロレリン	リュープリン
ℓ-LV	レボホリナート	アイソボリン，レボホリナート
L-OHP（OX）	オキサリプラチン	エルプラット

略　　号	一　般　名	主　な　商　品　名
L-PAM	メルファラン	アルケラン
LTN	レンチナン	レンチナン
LV（CF）	ホリナート	ロイコボリン，ユーゼル
LYS	ミトタン	オペプリム
MCNU	ラニムスチン	サイメリン
MIT	ミトキサントロン	ノバントロン
MMC	マイトマイシンC	マイトマイシン
MPA	メドロキシプロゲステロン	ヒスロン
MPT	メピチオスタン	チオデロン
MTX	メトトレキサート	メソトレキセート
NDP（254-S）	ネダプラチン	アクプラ
NGT（TOP）	ノギテカン（トポテカン）	ハイカムチン
OK-432	抗悪性腫瘍溶連菌製剤	ピシバニール
PAC（TXL, PTX）	パクリタキセル	タキソール
PCZ	プロカルバジン	塩酸プロカルバジン
PDL（PSL）	プレドニゾロン	各社
PEP	ペプロマイシン	ペプレオ
PEM	ペメトレキセド	アリムタ
PER	ペルツズマブ	パージェタ
PF	ポルフィマー	フォトフリン
PLD	リポソーマルドキソルビシン	ドキシル
Pmab	パニツムマブ	ベクティビックス
PSK	クレスチン	クレスチン
RAM	ラムシルマブ	サイラムザ
rIFNα-2b	インターフェロン α-2b	イントロンA
rIL-2	セルモロイキン	セロイク
S-1（TS-1）	テガフール／ギメラシル／オテラシルカリウム	ティーエスワン
SBZ（PZL）	ソブゾキサン	ペラゾリン
6-MP	メルカプトプリン	ロイケリン
SLA	アセグラトン	グルカロン
SMS	オクトレオチド	サンドスタチン
SPAC	シタラビンオクホスファート	スタラシド
TAM（TMX）	タモキシフェン	ノルバデックス，タスオミン
TAS-102	トリフルリジン／チピラシル	ロンサーフ
T-DMI	トラスツズマブ／エムタンシン	カドサイラ
TGF（FT）	テガフール	フトラフール
THP	ピラルビシン	テラルビシン，ピノルビン
Tmab（Her）	トラスツズマブ	ハーセプチン
TOR	トレミフェン	フェアストン
2-CdA	クラドリビン	ロイスタチン
UBX（BST）	ウベニメクス	ベスタチン
UFT	テガフール／ウラシル	ユーエフティ
VCR	ビンクリスチン	オンコビン
VDS	ビンデシン	フィルデシン
VLB	ビンブラスチン	エクザール
VNR	ビノレルビン	ナベルビン
ZOL	ゴセレリン	ゾラデックス

臨床腫瘍プラクティス　Vol. 14 No. 1 2018

● **臨床腫瘍プラクティス　バックナンバー（特集）** ●

Vol.13 No.1 2017

■ Ⅳ期非小細胞肺癌への新しいアプローチ ■

1. 非扁平上皮癌
   1) EGFR 遺伝子変異陽性例への薬物治療―治療開始からラストラインまで
      ① PS 0-1 の患者への治療の実際
      ② PS 2 の患者への治療の実際/PS 3 以上の患者への治療の実際
   2) ALK 遺伝子転座陽性例への薬物治療―治療開始からラストラインまで
   3) EGFR 遺伝子変異，ALK 遺伝子転座陰性（不明）例―治療開始からラストラインまで
      ① PS 0-1 の患者への治療の実際
      ② PS 2 の患者への治療の実際
2. 扁平上皮癌―治療開始からラストラインまで
   1) PS 0-1 の患者への治療の実際
   2) PS 2 の患者への治療の実際
3. これからの非小細胞肺癌治療のカギを握る新規薬剤の使い方
   1) 免疫チェックポイント阻害薬を有効に使いこなすコツ
   2) ALK 阻害薬を有効に使いこなすコツ
4. LC-SCRUM-Japan における希少遺伝子異常陽性肺がんの遺伝子スクリーニングと治療開発

(2017年 2 月10日発行)

Vol.13 No.2 2017

■ 乳がん薬物治療―明日の臨床を見据えて ■

1. 乳がん薬物治療の効果をどう予測し，治療を選択していくか
2. 乳がん薬物治療―臨床現場での実践のために
   1) Luminal A 型乳がんへの薬物治療
   2) Luminal B 型 HER2 陰性乳がんへの薬物治療
   3) Luminal B 型 HER2 陽性乳がんへの薬物治療
   4) ホルモン受容体陰性 HER2 陽性乳がんへの薬物治療
   5) トリプルネガティブ乳がんへの薬物治療
   6) 術前・術後補助化学療法―適応をどう見極め，どう行うか
3. 乳がん薬物治療―little more
   1) 内分泌療法から化学療法への移行はいつ？
   2) 抗 HER2 抗体薬が無効になった時，どうするか？
   3) 乳がん薬物治療による有害事象にどう対応している？

(2017年 5 月10日発行)

Vol.13 No.3 2017

■ 切除不能・進行再発大腸がん薬物治療―そのレジメン選択は正解か？ ■

1. 切除不能・進行再発大腸がん薬物治療―そのレジメン選択は正解か？
2. 適切な個別化治療のために必要な最新知見
   1) 抗 VEGF 抗体薬を使うべき症例，ひとまず様子をみるべき症例―効果予測の観点から
   2) 抗 EGFR 抗体薬を使うべき症例，ひとまず様子をみるべき症例―効果予測の観点から
   3) 今後，有望視される個別化治療の方法は？
3. 症例ごとの「標準治療」をどう掴みとるか―治療の選択肢とその実践
   1) FOLFOX ベースのレジメン
   2) FOLFIRI ベースのレジメン
   3) FOLFOXIRI レジメン
   4) 経口 5-FU 製剤ベースのレジメン
   5) 分子標的治療薬を使わないまたは分子標的治療薬単独レジメン
4. 薬物治療により切除が見込まれる症例／見込めない症例―どの治療を選べばいいのか？

(2017年 8 月10日発行)

Vol.13 No.4 2017

■ 消化器領域の神経内分泌腫瘍 ■

1. 「これは神経内分泌腫瘍かも」と思うために
   1) 膵・消化管神経内分泌腫瘍の最新の知見と実臨床への応用
   2) 神経内分泌腫瘍―何を鑑別診断することができるのか―
2. 消化器領域における神経内分泌腫瘍患者への対応
   1) 消化管神経内分泌腫瘍への治療方針は？
   2) 膵神経内分泌腫瘍への治療方針は？
   3) 再発例・転移巣（肝・リンパ節）への治療方針は？
   4) 神経内分泌癌（NEC）への治療方針は？
3. 消化器領域における神経内分泌腫瘍／神経内分泌癌に対する薬物治療の実際
   1) 消化管・膵神経内分泌腫瘍への薬物治療をどう進めていくか？
   2) 消化管・膵神経内分泌癌への薬物治療をどう進めていくか？

(2017年11月10日発行)

本誌に関する詳しい情報は，小社ホームページ（右記）をご覧下さい

小社ホームページ：http://www.vanmedical.co.jp/

■ 臨床腫瘍プラクティス　次号（Vol. 14 No. 2 2018）おもな内容 ■

┌ 特　集　2020年代に向けた胃がん化学療法 ┐

1．治療の前に―レジメン選択のためのバイオマーカー診断

　　　　　　　　　　がん研究会有明病院消化器センター・消化器化学療法科部長　山口　研成

2．どの患者に，どのレジメンを，どう用いるか

　1）一次治療のレジメン選択は？　　　　　北海道大学病院腫瘍センター診療教授　小松　嘉人

　2）二次治療のレジメン選択は？　　九州大学医学研究院九州連携臨床腫瘍学講座教授　馬場　英司

　3）三次治療以降のレジメン選択は？　　　兵庫県立がんセンター消化器内科部長　津田　政広

3．経口剤と注射剤，使い分けのポイントは？　　　　　三沢市立三沢病院内科医長　鈴木　一広

4．血管新生阻害薬をどう治療に組み入れて行くか

　　　　　　　　大阪大学大学院医学系研究科先進癌薬物療法開発学寄附講座助教　坂井　大介

5．チェックポイント阻害薬を用いる治療にあたって

　　　　　　　　　大阪大学大学院医学系研究科先進癌薬物療法開発学寄附講座　稲垣　千晶

6．術後補助化学療法―どの患者に，どのレジメンを，どう用いるか

　　　　　　　　　　　　　静岡県立静岡がんセンター胃外科部長　寺島　雅典

7．今後の胃がん化学療法の方向は？―各臨床試験から

　　　　　　　　　　　国立がん研究センター東病院消化管内科　川添　彬人

▶連　　載

●放射線治療のいま―各がん腫におけるエビデンスと標準治療（16）

　緩和的放射線治療の役割　　　　　大阪市立総合医療センター放射線腫瘍科部長　田中　正博

●トピックス（50）

　ASCO-GI 2018より　　　　　　愛知県がんセンター中央病院薬物療法部　三谷誠一郎

■研修医からの質問Q & A

【2018年 5 月10日発行】

臨床腫瘍プラクティス　Vol. 14 No. 1 2018

■投稿規定

☆本誌は下記により投稿を受け付けます。

≪投稿対象は，がん・腫瘍の臨床に関連する**原著，総説，研究，症例報告**です≫

○**原著，総説，研究**は，400字詰原稿用紙15枚以内に和文サマリー250字とキーワードを3〜5語お付け下さい（パソコン原稿の場合はこれに準じます）。

○**症例報告**は，400字詰原稿用紙10枚以内に和文サマリー100字とキーワードを3〜5語お付け下さい（パソコン原稿の場合はこれに準じます）。

●投稿された原稿の採否は，本誌編集委員会の審査にて決定致します。

●投稿された原稿は返却致しません。

●投稿料および別刷は有料です。

●投稿原稿の掲載号，掲載順序は編集部にご一任下さい。

≪原稿送付先≫（投稿の際は，封筒に朱書きで「投稿」と明示して下さい）

　〒101－0051　東京都千代田区神田神保町2－40－7　友輪ビル

　株式会社ヴァンメディカル「臨床腫瘍プラクティス」編集部宛

■執筆要項

1）原稿は平がな，当用漢字，現代かなづかいとし，横書にして下さい。

2）論文中に略号を用いる場合は，初出のときに正式の語を用い，その際（以下……と略す）と断わって下さい。

3）外国語の固有名詞（人名，地名）は原語のまま記して下さい。外国語で一般に日本語化しているものを日本語で表すときは片カナを用いて下さい。また薬剤名は，一般名の片カナ表記としますが，商品名を用いる場合は，一般名の後に（　）を付して片カナで入れて下さい。

4）図，表，写真（モノクロ）はそのまま製版できる明瞭，鮮明なものを別に添付し，本文中に挿入されるべき位置を明示して下さい。

5）引用文献は，論文と直接関係のあるもの20件以内にとどめ，本文中の引用順に原稿末尾に一括し，本文中は文献記載番号を片括弧に入れて肩付きとし，引用箇所に記入して下さい。

6）文献の記載方式は，下記のとおりとします。

　〈雑誌の場合〉　引用番号）著者名：論文題名. 雑誌名, 巻数（号数）：最初と最後の頁数（西暦発行年）

　〈単行本の場合〉引用番号）著者名：論文題名. 書名, 発行所名, 発行地（西暦発行年）最初と最後の頁数

7）著者校正は1回とします。

臨床腫瘍プラクティス　Vol. 14　No. 1　2018

The Practice of Medical Oncology

2018年2月10日発行（毎年2，5，8，11月発行）

一 部 定 価：（本体2,200円＋税）〔送料実費〕

年間購読料：（本体8,800円＋税）〔送料小社負担〕

編集主幹　　坂田　優（三沢市立三沢病院事業管理者）

編集委員　　佐藤太郎（大阪大学大学院医学系研究科先進癌薬物療法開発学寄附講座教授）

発 行 人　　伊藤秀夫

発 行 所　　株式会社　ヴァンメディカル

　〒101-0051　東京都千代田区神田神保町2-40-7　友輪ビル

　TEL 03-5276-6521　FAX 03-5276-6525　振替口座　00190-2-170643

　ホームページ：http://www.vanmedical.co.jp

Ⓒ2018 by VanMedical Co., Ltd. Printed in Japan　　印刷・製本　亜細亜印刷株式会社

・本誌に掲載する著作物の複製権・上映権・譲渡権・公衆送信権（送信可能化権を含む）は株式会社ヴァンメディカルが保有します。

・ JCOPY ＜（社）出版者著作権管理機構委託出版物＞

　本誌の無断複製は著作権法上での例外を除き禁じられています。複製される場合は，そのつど事前に,（社）出版者著作権管理機構（電話 03-3513-6969，FAX 03-3513-6979，e-mail：info@jcopy.or.jp）の許諾を得てください。

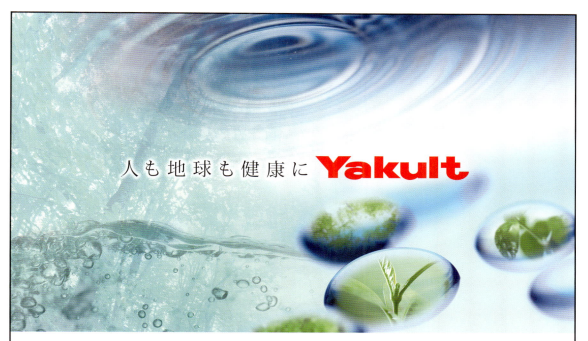

革新的製品に
思いやりを込めて。

Lilly

Lilly unites caring
with **discovery** to
make life better for people
around the world

日本イーライリリー株式会社は、イーライリリー・アンド・カンパニーの子会社で、人々がより長く、より健康で、充実した生活を実現できるよう革新的な医薬品の開発・製造・輸入・販売を通じて日本の医療に貢献しています。

革新的製品に思いやりを込めて。

日本イーライリリー株式会社

〒651-0086 神戸市中央区磯上通 7-1-5
www.lilly.co.jp

定価（本体 2,200円＋税）

ISBN978-4-86092-502-4 C3047 ¥2200E